圖解版 有趣到睡不著

睡眠新常識

監修
史丹佛大學醫學系教授
西野 精治
SEIJI NISHINO

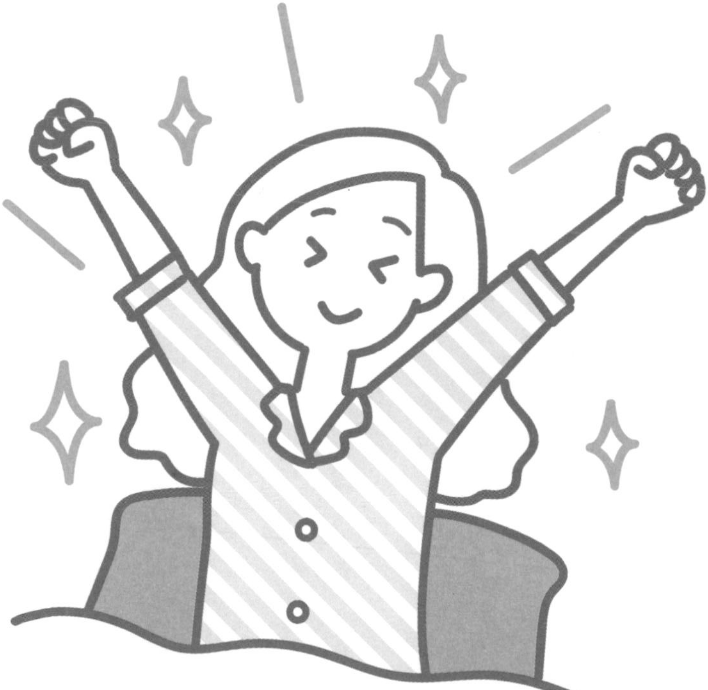

晨星出版

前言

自二〇二〇年初始，來勢洶洶的「嚴重特殊傳染性肺炎（COVID－19）」導致全世界出現了大量的死亡人數，陷入了非常險惡的局勢中。連日本原本預定舉辦的東京奧運也因此延期，甚至日本政府還發布了緊急事態宣言，這些情況在歷史上都屬於極為重大的事件。另一方面，也因為這場災難，人們在這個年度開始重新思考自身的生活習慣，並再度體認到睡眠的重要性。

在美國，即使全體國民有著將近四成的流行性感冒疫苗接種率，每年仍會有二至六萬人死於季節性流行性感冒。因此，在COVID－19大流行之前，其實就已經很重視睡眠對於預防一般感冒或流行性感冒的重要性。

特別是非常優質的睡眠，目前已證明能夠提升免疫機能，也就是可以增強身為對抗疾病傳染第一道防線的先天免疫系統，發揮消滅細菌或病毒的作用。而就算是不幸感染到疾病，也能讓身體的後天免疫系統正常地發揮產生抗體等機能，加速傳染病的恢復過程。此外，我們的大腦在睡眠過程中也沒有休息，而是在執行清醒時無法進行、對身體非常重要的維護工作。

在正常的睡眠模式下，入睡後馬上進入的深層非快速動眼期睡眠，能夠消除困倦和疲勞、調整自律神經及內分泌平衡、增強免疫力及清除代謝廢物，幾乎發揮了所有睡眠的重要功能。而到了黎明時分，深層的非快速動眼期睡眠就不再出現，快速動眼期睡眠的時間會拉長，腦部和身體開始調整狀態為起床做準備。因此，正常的睡眠可以讓人自然地清醒，身心同時得到放鬆，提高整個白天的活動性。

相反地，一旦患有睡眠呼吸中止症等睡眠障礙，或是慢性睡眠不足造成「睡眠負債」的話，即使快要天亮了也會出現深度睡眠，醒來後也會覺得很困倦沒有熟睡感。另外，因為遠距工作而養成深夜工作習慣的人，體溫變化等生理節奏會變得混亂，於是身體到了起床時間卻還沒有做好準備，睡醒後也就無法感到神清氣爽。

儘管要學會規律的生活並不是一件容易的事，但還是希望大家能夠牢記，「將睡眠視為敵人的話，它會是很可怕的對手；但若將其視為夥伴的話，它就是你最可靠的伴侶」。

基本上，睡眠可以說是生存最重要的生理現象。如果我們能在過著規律生活的同時，從科學角度對於睡眠有更深刻的認識，想必一定能為我們自己帶來優質的睡眠。

希望大家能夠善加利用本書所得到的知識，從今天開始就以「熟睡」為目標，一起學會如何睡得舒暢愉快、醒得神清氣爽吧！

二〇二一年二月

史丹佛大學醫學系教授　西野精治

有趣到睡不著

圖解版　睡眠新常識

目錄

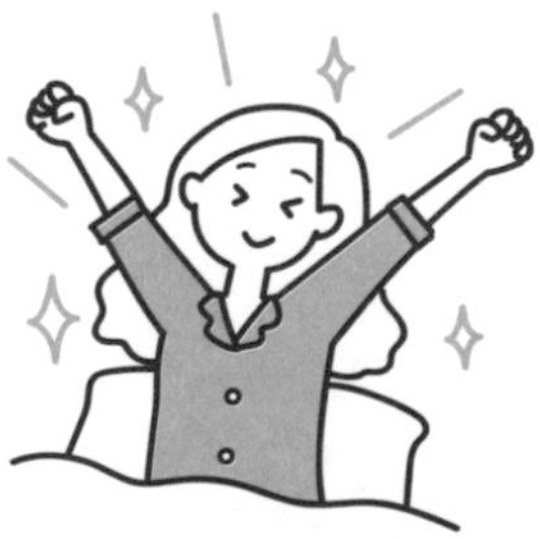

第2章 目前已知的睡眠科學機制

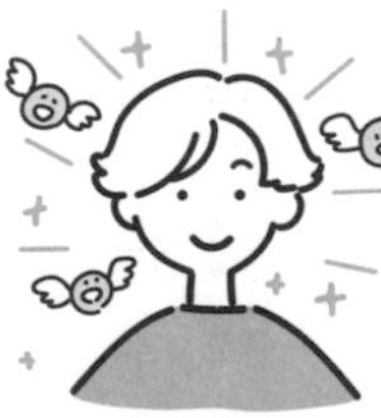

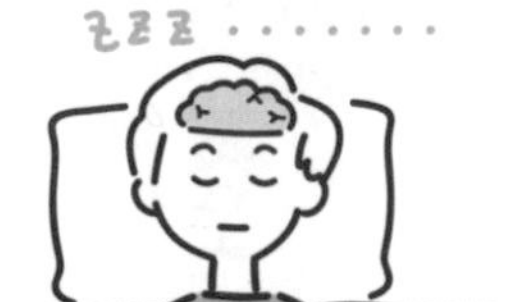

第3章 今晚開始睡得香甜 提高「黃金九十分鐘」睡眠質量的祕訣

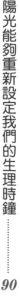

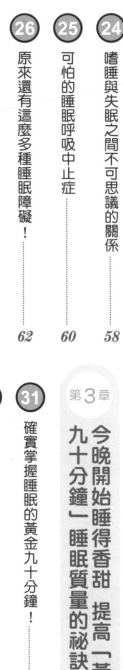

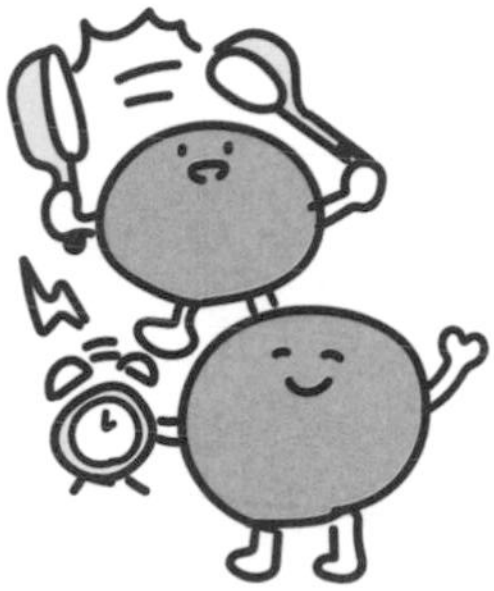

第4章 史丹佛大學教你如何克服各種與睡眠相關的煩惱

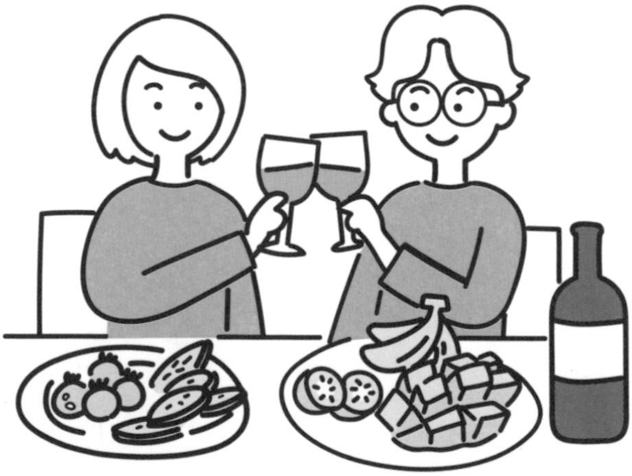

第1章

忍不住想要告訴大家的睡眠新常識

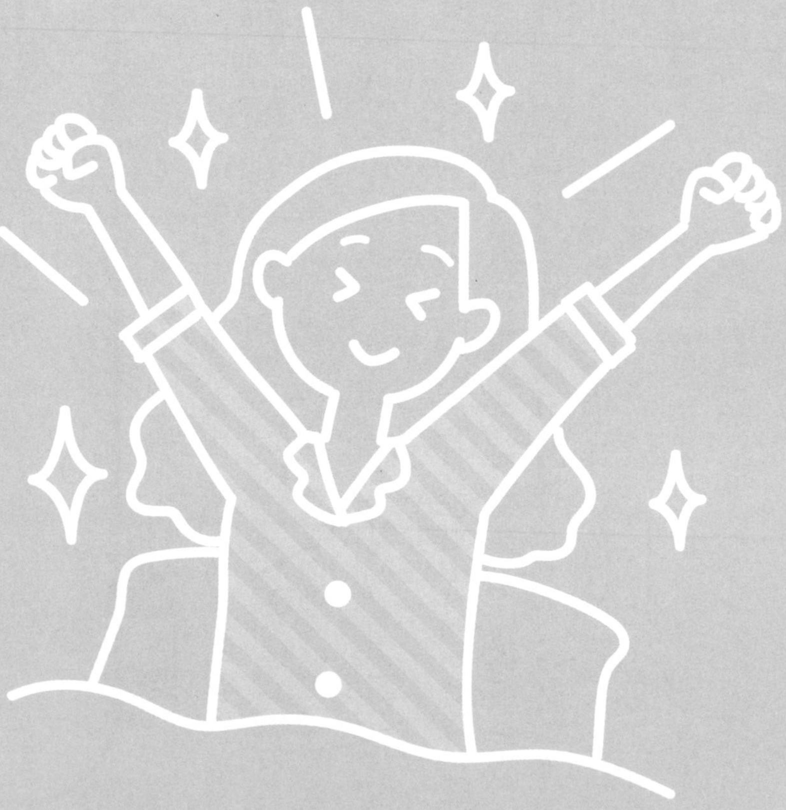

1 睡眠是預防傳染病的第一步

睡眠不足會造成免疫力下降，使人容易罹患傳染病

來勢洶洶的新型冠狀病毒（COVID－19）傳染病席捲全球。但即使是處於同樣的環境下，是否會染疫仍取決於個人的免疫能力。

免疫力與睡眠有著密不可分的關係。實際上，根據美國加州大學所進行的研究調查顯示，發現一百六十四名健康的受試者在不同睡眠時間的情況下，以點鼻劑投放感冒病毒後，睡眠時間五小時的人其發病率是睡眠時間七小時的人的三倍左右（如左圖所示）。**可以說我們的身體在睡眠過程中會增強對細菌或病毒的抵抗力，也就是具有增加先天性免疫的效果。**

此外，就算不幸受細菌或病毒感染，後天性免疫也會開始作用，引起發燒和嗜睡現象。大家常會聽到「感冒睡一覺就好了」，從後天性免疫會在睡眠過程中發揮作用的角度來看，睡覺的確是治療感冒的最佳方式（有關先天性免疫與後天性免疫之詳細說明請參考本書第四十六頁）。

再者，目前也已有報告指出，即使接種了疫苗，若是在注射後沒有充分的睡眠，抗體反應也會減弱而無法獲得應有的效果。睡眠不足不只會讓我們罹患傳染病的風險增加，也會讓感染之後的恢復速度變慢。

因此，即使是對於未知病毒的防疫策略，也應該確保身體能夠得到充分的睡眠，才能提高免疫力發揮功效。

睡眠時間愈短發病率就愈高

針對164名18～55歲健康的受試者
以點鼻劑投放感冒病毒之試驗，調查其發病率。

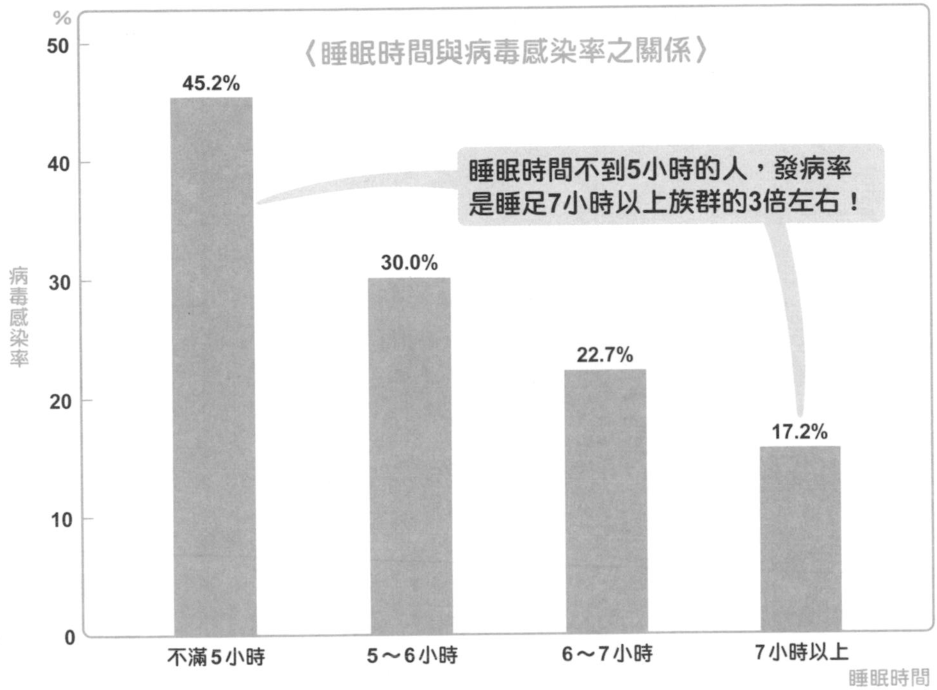
〈睡眠時間與病毒感染率之關係〉
%
50
40
30
20
10
0
病毒感染率
45.2%
30.0%
22.7%
17.2%
睡眠時間不到5小時的人，發病率是睡足7小時以上族群的3倍左右！
不滿5小時
5～6小時
6～7小時
7小時以上
睡眠時間

根據美國加州大學舊金山分校Prather等人之調查（2015年）

一旦睡眠不足，對抗病毒的免疫力就會難以發揮功效，容易罹患傳染病。

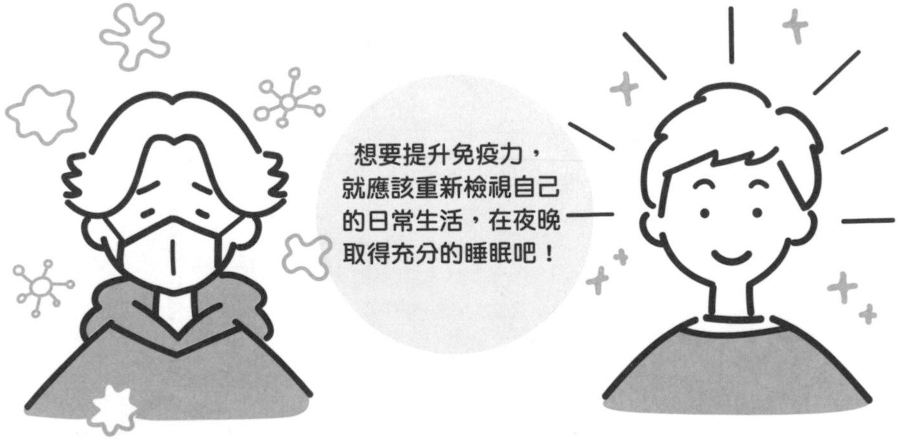
想要提升免疫力，
就應該重新檢視自己
的日常生活，在夜晚
取得充分的睡眠吧！

2 睡眠不足是容易變胖的真正原因

荷爾蒙失調會改變食慾

根據美國聖地牙哥大學針對肥胖與睡眠時間之關係所進行的研究報告顯示，「睡眠時間偏短的女性，其代表肥胖程度的BMI值（身體質量指數）會偏高」（如左上圖）。

當人們一旦熬夜的時候，就很可能會忍不住吃下多餘的食物。這點是我與史丹佛大學的學生一同進行斷眠相關實驗時，經常可以觀察到的典型行為。

從這個角度來看，可以推測出就是因為經常在半夜吃東西，所以才會導致肥胖。不過，為什麼不睡覺就會忍不住吃東西呢？——**這並不是因為清醒的時間變長才增加了食物的攝取量，而是因為睡眠不足，影響了與食慾相關的荷爾蒙。**

在一項以美國威斯康辛州居民為對象所進行的「睡眠時間與荷爾蒙分泌之關係」的調查中，發現受試者的睡眠時間愈短，抑制吃下過多食物的荷爾蒙——瘦素（Leptin）的分泌量就會愈少，而增加食慾的荷爾蒙——飢餓素（Ghrelin）的分泌量則會增加（如左下圖）。

也就是說，短時間睡眠造成了體內荷爾蒙分泌量的變化，於是無法抑制食慾而吃下過多的食物。

大家在睡眠不足的時候，白天的活動量也會受到影響而下降對吧？所以說，為了自己的健康與美麗，晚上好好睡個覺真的是一件非常重要的事。

睡眠時間過短或過長都會造成肥胖

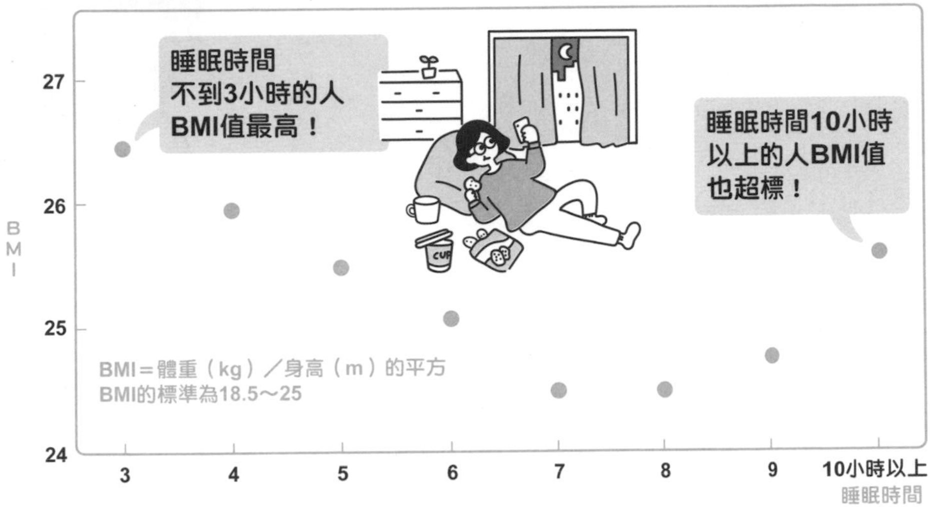

美國聖地牙哥大學Kripke等人以636,095名女性為對象所進行之調查（2002年）

目前已知不只睡眠時間過短會造成身體容易發胖，
睡眠時間過長也會有此種現象。

體內荷爾蒙的分泌量會根據睡眠時間的長短而有所變化

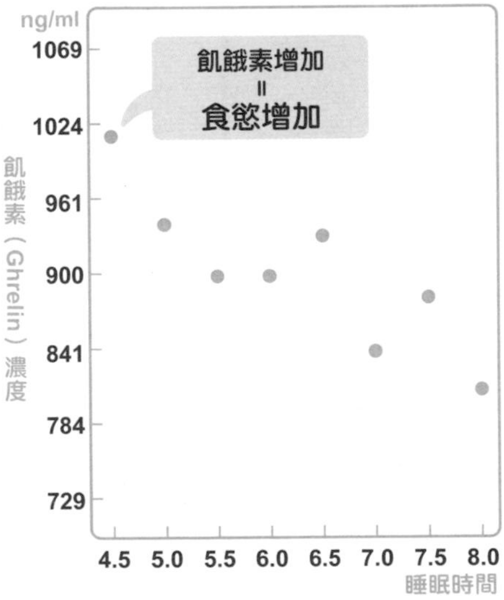

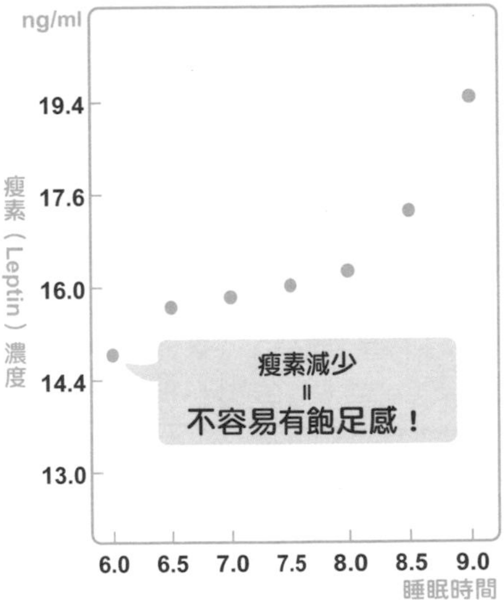

美國威斯康辛睡眠研究調查（2004 年）

睡眠時間愈短身體就愈不容易在吃下食物後產生飽足感，且食慾也會增加。這就是為什麼我們在熬夜時會「忍不住吃東西」的真相！

3 日本是世界上睡最少的國家

都會區的人經常會有「很想睡卻無法睡」的現象

根據OECD（經濟合作暨發展組織）的統計資料（二〇一八年：調查年度因國家而異，日本為二〇一六年）顯示，**大部分國家的平均每日睡眠時間都超過八小時，而日本則只有七小時二十二分鐘，是三十三個國家中時間最短的**。

而在這項調查之後又經過了好幾年的現在，日本人的睡眠時間還變得更短。在監修者擔任代表的BRAIN SLEEP公司所進行的調查（二〇一九年）中，日本人的平均睡眠時間還縮短了四十二分鐘，只有六小時四十分鐘。並且連日本厚生勞動省的報告（二〇一八年）中也顯示：「睡眠時間不到六小時的人占了百分之四十。」

會出現這種情況，可能與勞動、通勤時間過長這種日本特有的工作方式，以及二十四小時營業商店及網路的普及讓生活逐漸夜型化有關。而東京甚至還有「二十四小時不夜城」的稱號。

在以東京或紐約等世界主要都市為對象所進行的平日「實際睡眠時間」與「理想睡眠時間」之訪查中，也突顯出都會人的睡眠問題（如左圖）。其中，**在東京「睡眠時間不到六小時的人」就占了大多數**。

目前已有多種觀點指出睡不著會帶來的弊害，睡眠也並非單純的休息而已。所以在此也希望大家能夠一起了解睡眠的價值，努力朝向更優質的睡眠前進。

平均睡眠時間之現實與理想的差距！

**以世界主要都市居民為對象所進行之
「實際平均睡眠時間」與「理想睡眠時間」調查。**

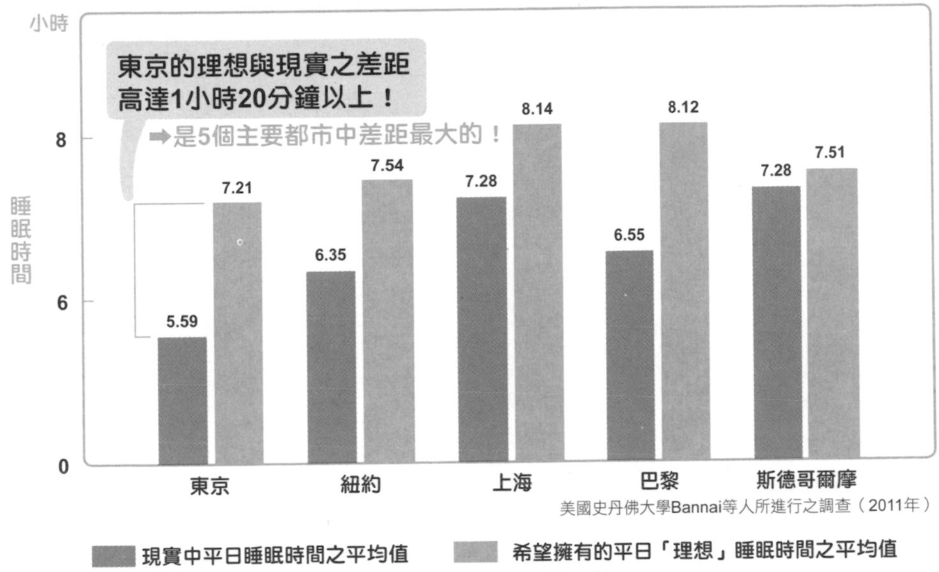
小時
睡眠時間
東京的理想與現實之差距
高達1小時20分鐘以上！
➡是5個主要都市中差距最大的！
8
6
0
5.59
7.21
6.35
7.54
7.28
8.14
6.55
8.12
7.28
7.51
東京
紐約
上海
巴黎
斯德哥爾摩
美國史丹佛大學Bannai等人所進行之調查（2011年）
現實中平日睡眠時間之平均值
希望擁有的平日「理想」睡眠時間之平均值

**東京人是目前世界主要都市中
「想要睡久一點卻無法睡」
現象最嚴重的人。**

睡眠不足可能造成的各種不良影響

- 免疫力下降，容易罹患傳染病等疾病。
- 荷爾蒙失調，讓身體容易發胖。
- 醒來後仍很困倦，無法消除睡意或疲勞。
- 白天的表現變差。
- 交通意外或工作上的失誤增加。

等

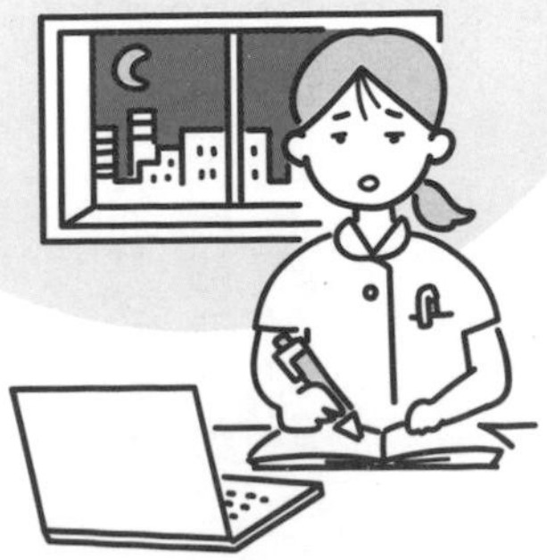

4 「九十分鐘倍數」的睡眠未必是最好的

每個人的睡眠週期並不相同，而且還會受到健康狀態等因素干擾

要怎麼樣才能在睡覺醒來後覺得「神清氣爽」「身心舒暢」呢？

當我們處在睡眠狀態時，會有非快速動眼期睡眠（腦部和身體都呈現睡著狀態的深層睡眠）**和快速動眼期睡眠**（腦部是清醒的，但身體還是睡著狀態的淺層睡眠）**兩種階段。其中，容易醒來的期間是快速動眼期睡眠及其前後之淺層非快速動眼期睡眠。**另一方面，如果是在深層非快速動眼期睡眠的時候醒來，腦袋就會很遲鈍，完全不能說是神清氣爽的狀態。

在睡眠過程中，非快速動眼期睡眠與快速動眼期睡眠是交替循環的。而所謂的睡眠週期，是由非快速動眼期睡眠開始並以快速動眼期睡眠結束作為一個週期來計算，長度大約為九十分鐘。

也就是說，「在睡眠時間為九十分鐘倍數的時候起床，會特別神清氣爽」這種說法之所以會廣為流傳，是認為如果可以配合每九十分鐘週期所出現的快速動眼期睡眠起床的話，醒來後應該會特別清醒。

但是，睡眠週期其實是因人而異的，長短約在八十分鐘至一百二十分鐘之間，而且睡眠模式本身也會受到健康狀態等因素的干擾，因此，睡眠週期未必都是九十分鐘的倍數。

此外，醒來時覺得不太清醒還可能是因為睡眠不足、晝夜節律睡眠／清醒障礙（詳情請參考第六十二頁）等睡眠障礙所造成，導致在黎明時分仍出現深層睡眠的可能性增高。

快速動眼期睡眠是起床的最佳時機！

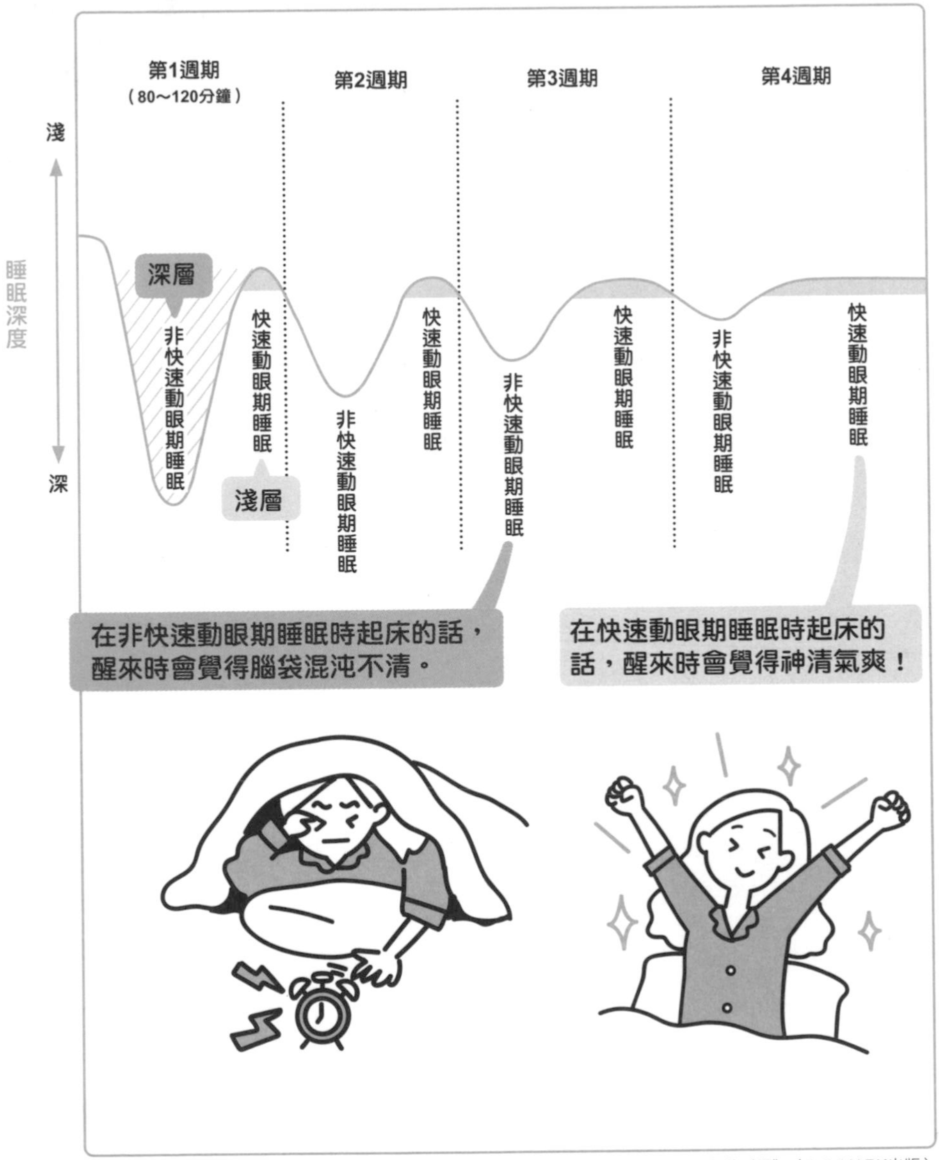

改編自《史丹佛大學式的最佳睡眠》（SUNMARK出版）

睡眠週期的長短因人而異，
每1週期的長度約80～120分鐘。

比起配合睡眠週期，
改善睡眠本身才是醒來時能夠神清氣爽的祕訣！

5 睡眠不足造成的經濟損失達十五兆日元

頂尖人才都早已意識到睡眠的重要性

注意飲食、養成運動習慣、管理身體的健康狀態——注重身體保健的人們不在少數。除此之外，**全世界的高階主管或是頂尖運動員**，不僅聚焦於運動及飲食，**也都十分注意自身的睡眠狀態**。

愈是被稱作頂尖的人，就愈會在各個所在的領域內儘早蒐集最尖端的資訊，以期自己能有最佳的表現。如果以市場行銷的術語來說的話，應該就是所謂的早期採用者（Early adopter）吧！

另一方面，覺得「睡眠不過就是休息而已，就算少睡一點也無所謂啦！」的人，在社會上也有一定的數量。而這些人若是同樣以市場行銷的術語來說，則屬於落後者（Laggards）。這裡面應該也包含了「我根本沒在睡覺的……」之類為自己不睡覺而自豪的類型。

但是，不睡覺並不是可以自豪的事。**在日本，已估算出「沒有正確做好睡眠管理，將會造成每年十五兆日元的經濟損失」**（如左上圖）。睡眠不足不只會造成工安意外，更會讓社會全體產生極大的損失。

睡眠會影響到我們在工作上的表現以及日常生活裡的品質，所以現在就從理解睡眠相關知識開始，一起朝「頂尖」邁進吧！

為什麼睡眠不足會造成經濟損失？

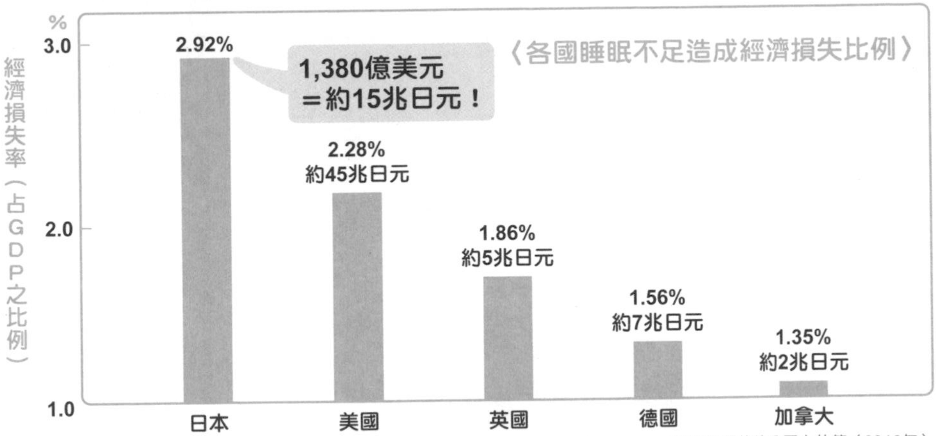
〈各國睡眠不足造成經濟損失比例〉
%
3.0
2.0
1.0
經濟損失率（占GDP之比例）
2.92%
1,380億美元
＝約15兆日元！
2.28%
約45兆日元
1.86%
約5兆日元
1.56%
約7兆日元
1.35%
約2兆日元
日本
美國
英國
德國
加拿大

根據美國蘭德公司之估算（2016年）

造成經濟損失之理由

- 工作中的表現變差，降低生產效率。
- 失誤的機會增加，可能造成嚴重事故。
- 罹患生活習慣病、精神疾病、癌症、失智症的風險增加。

10小時睡眠能提升運動比賽的成績！

在一項以10名史丹佛大學男子籃球選手為對象所進行的實驗中，可以發現當這10名選手依指示連續40天每天睡覺10個小時（即使沒有睡著也躺在床上）後……

●80公尺的折返跑

10小時睡眠前 16.2秒 ➜ 10小時睡眠後 15.5秒

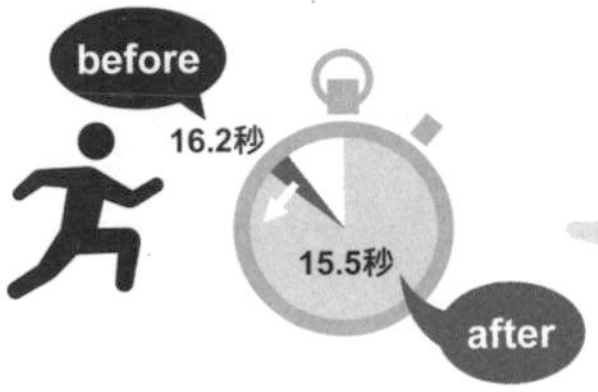
before
16.2秒
15.5秒
after

縮短了0.7秒！

●罰球命中率

10小時睡眠前 投10球/中8球 ➜ 10小時睡眠後 投10球/中8.9球

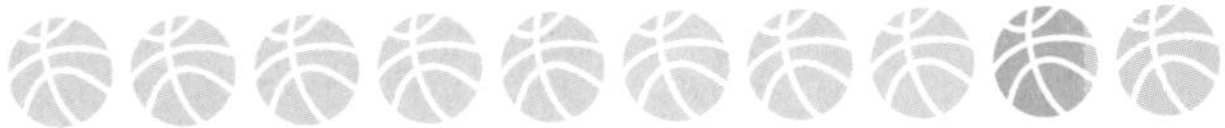

增加了0.9球（9%）！

●三分球命中率

10小時睡眠前 投15球/中10球 ➜ 10小時睡眠後 投15球/中11.4球

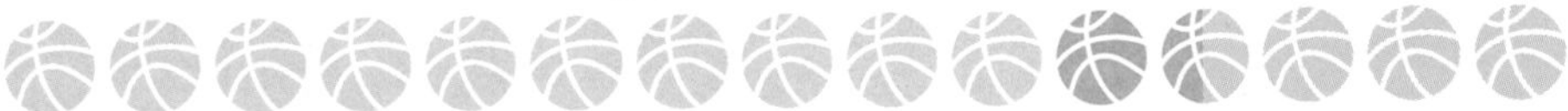

增加了1.4球（9.2%）！

根據美國史丹佛大學Mah等人之調查（2011年）

另有報告指出，充足的睡眠不只可以提高運動上的表現，還能大幅減少受傷的人數！

6 睡太多也會增加健康上的風險

睡眠問題不能只靠「量」來解決，重要的是「品質」

目前已有眾多研究結果顯示，長期睡眠不足會增加罹患癌症或生活習慣病的風險，並且還會讓生活上及工作上的表現變差。

那麼，如果睡眠時間超過平均時間，達到九個小時、十個小時的情況下又會如何呢？儘管過短的睡眠時間經常被視為睡眠問題，但其實也有研究報告指出，過長的睡眠也會對健康造成危害。

二〇〇二年，美國聖地牙哥大學的丹尼爾·F·克萊普克（Daniel F. Kripke）等人曾進行過一項規模高達一百萬人的調查，結果顯示，美國人的平均睡眠時間為七點五個小時。而在六年後，針對同樣的一百萬人進行追蹤調查發現，睡眠時間為平均值七點五小時的人，因為疾病而死亡的人數是最少的。

而不只是睡眠時間短（三至四小時）**的人，連睡眠時間長**（九至十小時）**的人死亡率也會提高一點三倍左右**（如左上圖）。

一旦睡眠時間過長的話，生理時鐘的節律會變得紊亂，反而可能導致容易疲勞或頭痛等身體不適現象。**尤其是一晚睡了九個小時以上的人，目前已發現這些人由於平日的活動量減少，結果會提高肥胖、腦中風、心臟病等疾病的風險。**因此，比起長時間的睡眠，更重要的是要提高睡眠品質。

睡眠時間過短或過長都不好！

將睡眠時間7小時假設為1的相對死亡風險

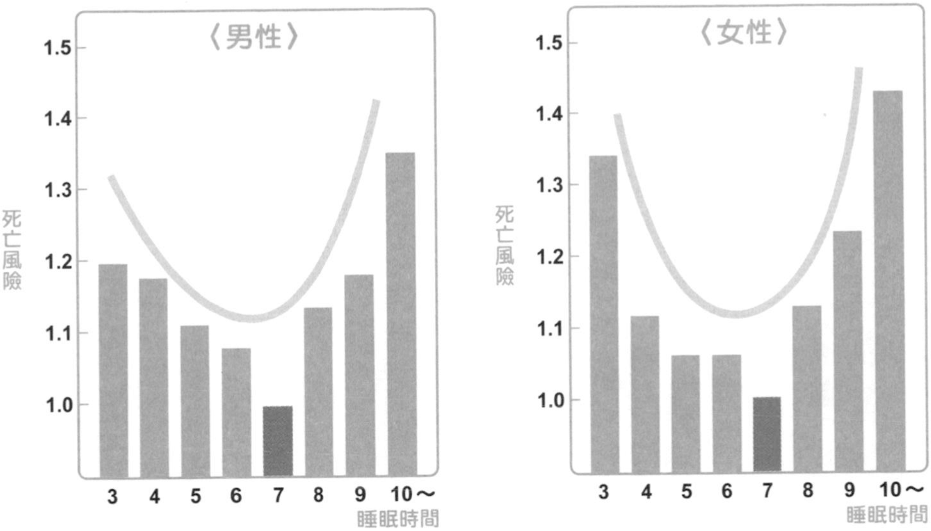

根據美國聖地牙哥大學Kripke等人對100萬人所進行之調查（2002年）

睡眠時間過短或過長
都會增加健康受損的風險！

「睡太多」的人會增加腦中風的風險

1 夜間的睡眠時間

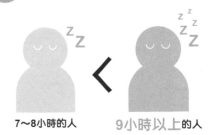

7～8小時的人 ＜ 9小時以上的人

腦中風的風險會增加**23%**！

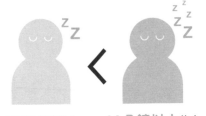

2 午睡的時間

不到30分鐘的人 ＜ 90分鐘以上的人

腦中風的風險會增加**25%**！

根據中國華中科技大學Zhou等人以31,750人為對象所進行之調查（2019年）

長時間的睡眠會增加腦中風的發病風險！

7 即使經過訓練也無法成為短眠者

短眠者這樣的特殊體質是由基因決定的

有極少數的人，即使睡眠時間很短也不會對身體健康及生活上造成任何危害，這樣的人一般稱為「短眠者」。

拿破崙或愛迪生等人一天只睡三至四個小時的故事廣為人知，而在現代，也有很多睡眠時間短但依舊在各領域大放異彩的知名企業家、政治家或藝人，因此，有不少人會覺得「短眠者＝成功人士」而憧憬不已。但是，短眠者不是經過訓練就可以養成的。

在美國史丹佛大學，針對睡眠時間不到六小時但仍能維持身體健康的親子進行研究後，發現這些人的「時鐘基因」有變異的情形。而對擁有同樣基因的小鼠進行調查研究後，則是發現**短眠者是由基因決定的，是一種與生俱來的特殊體質**。

而且據說擁有這種類型基因的人，只占了全體人類的不到百分之一而已。真正的短眠者，可以說是極為稀有的存在。

另一方面，以相對論而為人所知的愛因斯坦，則是睡眠時間長達十小時以上的長睡眠者，這一類的人據說占了全體人類的百分之三到百分之九。看樣子**是否為成功人士，與睡眠時間似乎沒有什麼關係呢！**

短眠者不一定就等於成功人士

短眠者　　　　長睡眠者

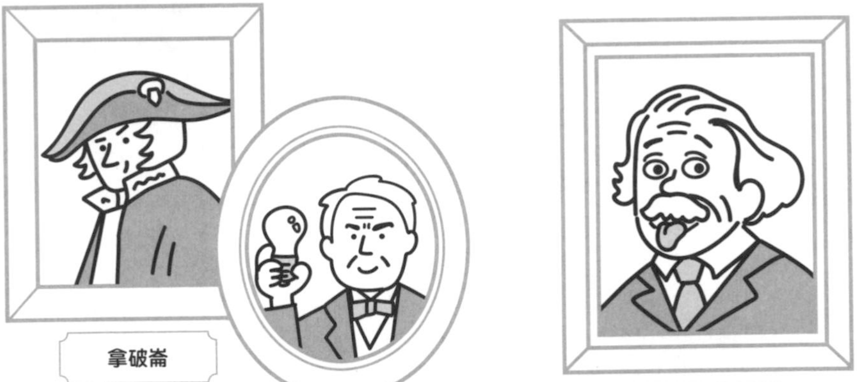

占全體人類的不到1%

睡眠時間不到4個小時

占全體人類的3～9%

睡眠時間超過8個小時

↓

短眠者擁有發生突變的時鐘基因。

其他人無法模仿這一類人的生活節律！

短眠者的特徵

- 不會因為睡眠不足（睡眠時間7小時以下）而造成免疫力下降或罹患疾病的風險增加！
- 具有樂觀、精力充沛、朝向多方面發展的傾向。
- 有些人還會有疼痛耐受力強、不容易受時差影響的情況。

8 睡眠不足的問題無法用睡飽一點來解決

累積下來的「睡眠負債」即使在假日睡飽一點也無法償還

睡眠專家將長期睡眠不足這樣的慢性狀態稱為「睡眠負債」。用「負債」這個詞，有不知不覺中逐漸累積債務的概念，所以算是一種負面的詞彙。

一旦欠下愈來愈多的睡眠負債，不只會在體內累積對腦部及身體造成傷害的危險因子，身體還會出現強烈想要睡覺的慾望（睡眠壓／睡眠驅動力）。

有些人會覺得平日睡眠不足的問題可以用「假日多睡一點來解決」，但這其實只償還了先前所累積的大量負債中非常小的一部分而已。也就是說，即使自己沒有感覺到，但身上其實已經背負了睡眠負債在生活著。

在一項針對平常平均睡眠時間為七點五小時的健康人士所進行的試驗中，請受試者每天躺在床上十四個小時，想睡的時候就盡情地睡，結果發現在三個星期後，大家的平均睡眠時間固定在八點二個小時。由此可知，這些人每天都背負了四十分鐘的睡眠負債，同時也發現，即使天天都在償還睡眠債務，也需要花上三個星期的時間才能償還完畢。

除此之外，也發現到當睡眠負債解決之後，就算可以想睡就睡，身體在達到所需的睡眠時間後就不會再睡覺，也就是說，「睡眠儲蓄」這條路是行不通的（如左圖）。

假日睡飽一點來補眠，既無法完全解決平日的睡眠負債，也無法做到睡眠儲蓄的作用。

要解決睡眠負債需要3個星期的時間!?

請8名受試者每天躺在床上14個小時，進行想睡覺時就盡情睡覺的試驗

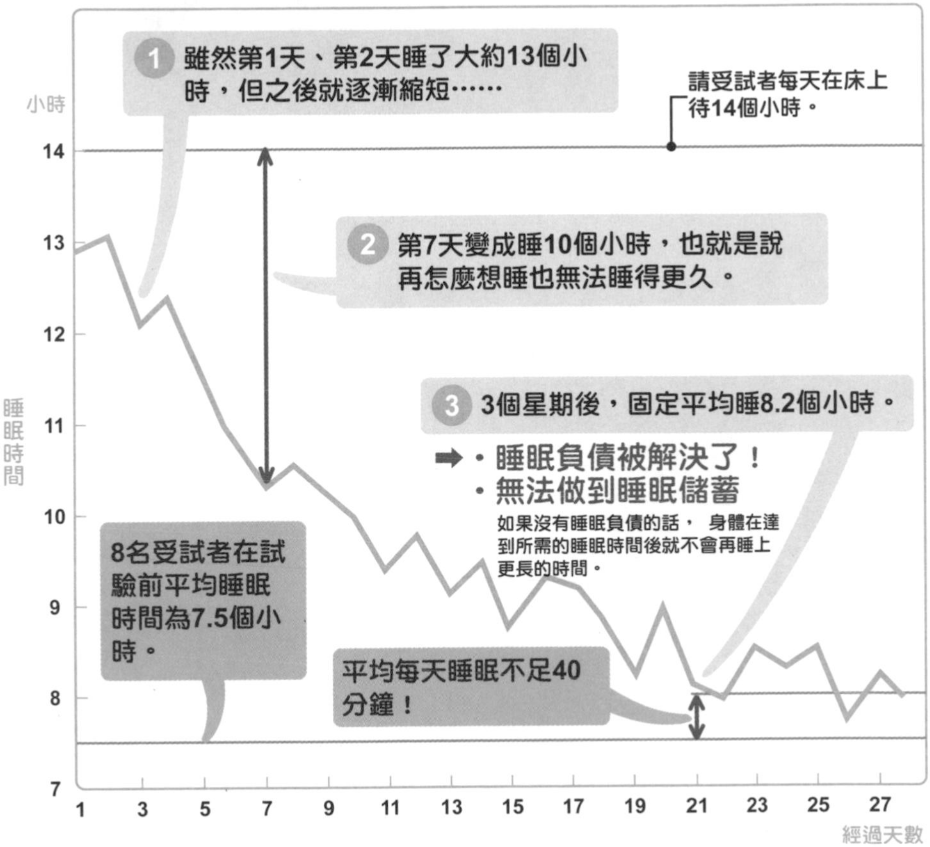
1 雖然第1天、第2天睡了大約13個小時，但之後就逐漸縮短……
請受試者每天在床上待14個小時。
小時
14
13
12
11
10
9
8
7
睡眠時間
2 第7天變成睡10個小時，也就是說再怎麼想睡也無法睡得更久。
3 3個星期後，固定平均睡8.2個小時。
・睡眠負債被解決了！
・無法做到睡眠儲蓄
如果沒有睡眠負債的話，身體在達到所需的睡眠時間後就不會再睡上更長的時間。
8名受試者在試驗前平均睡眠時間為7.5個小時。
平均每天睡眠不足40分鐘！
1 3 5 7 9 11 13 15 17 19 21 23 25 27
經過天數

改編自《史丹佛大學式的最佳睡眠》（SUNMARK出版）

調查8名受試者的最佳睡眠時間可以發現：

- **只要睡眠時間達到平均8.2個小時，就不再累積睡眠負債。**
- **要清償每天平均40分鐘的睡眠負債，需要花上3個星期。**
- **無法做到睡眠儲蓄。**

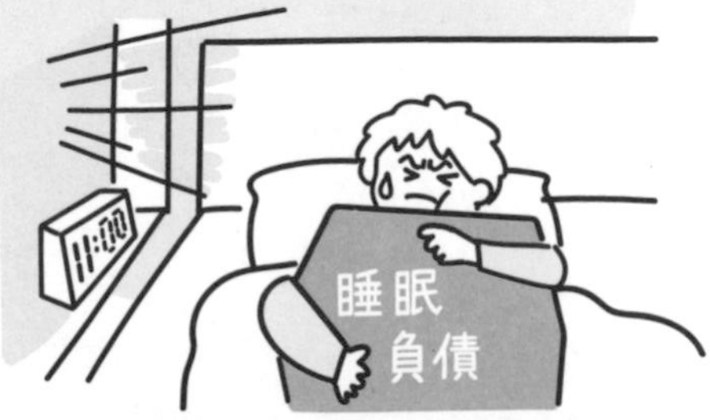
睡眠
負債

9 睡眠不足的疲勞駕駛比酒駕更危險！

有可能在本人沒有察覺的情況下出現「瞬間打瞌睡」的情形！

在背負睡眠負債的狀態下開車，跟酒後開車或服用藥物後開車一樣危險。

從過去的研究已經得知，當我們背負睡眠負債時，判斷力及生活中的各種表現能力都會下降。而且因為乍看之下能夠正常地進行活動，所以本人通常都不會察覺，從這一點來看，或許比酒後駕車還要更危險也說不定。

在美國期刊《Sleep》中也有發表過調查報告，針對二十位需要值夜班的醫師（例如內科）與不需要值夜班的醫師（例如放射科），對兩者白天的清醒狀態進行比較。

調查結果發現，**值一整個大夜班到天亮的醫師，會在本人意識不到的情況下瞬間打瞌睡**（微睡眠，Microsleep）。所謂的微睡眠，是一種可以從腦波判讀的睡眠狀態，長度從不到一秒鐘的瞬間狀態至十秒左右的程度不等。

觀察值大夜班的醫師，可以發現這些人的微睡眠時間最長大約四秒左右。不過因為只是一瞬間的短暫睡眠，所以本人往往都不會察覺到，這一點就是微睡眠的恐怖之處。

舉例來說，如果在時速六十公里的情況下開車，車子會在駕駛睡著的四秒間前進七十公尺。所以在睡眠不足的日子裡，請絕對不要開車！

本人也察覺不到之微睡眠的恐怖之處

實驗內容：在平板畫面上會隨機出現圓形圖案，
請受試者在每次圓形出現時點擊畫面，持續約5分鐘（大約會出現90次）。

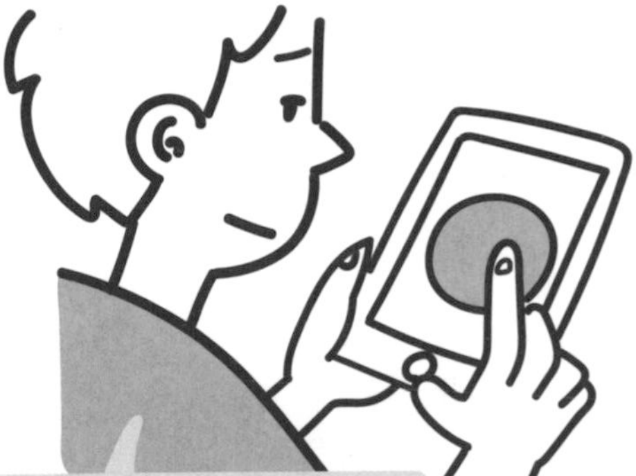

這種誰都會做的單調工作，很容易因為無聊而睡著吧～

結果

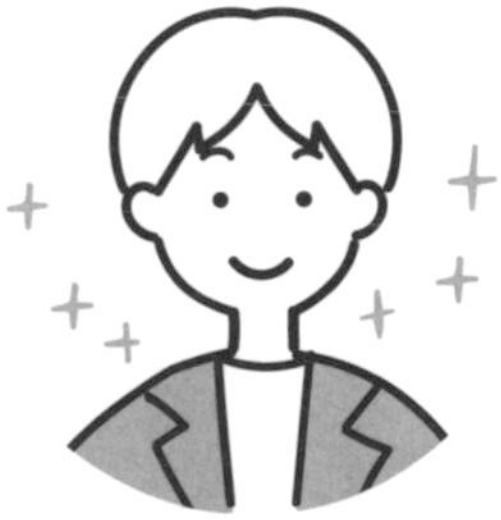

●**不用值夜班的醫師**
能夠正確反應，
並持續完成這項工作直到結束。

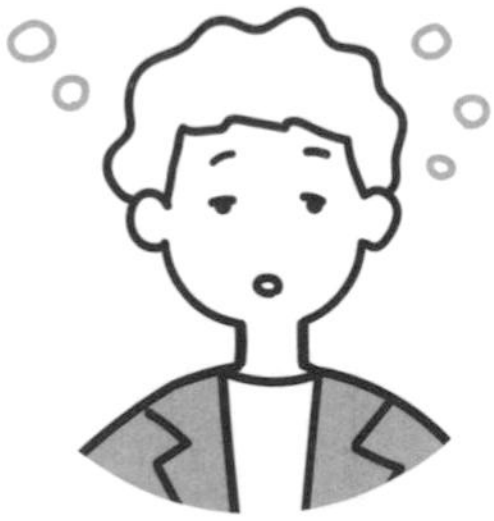

●**值大夜班的醫師**
在大約90次的作業中，有3～4次將近4秒鐘的時間完全沒有反應。

陷入瞬間的睡眠！

根據加拿大西安大略大學Saxena等人所進行之調查（2005年）

值大夜班的醫師有將近4秒鐘的時間完全沒有反應！這表示快要撐不下去的大腦正在告訴身體「已經到極限了」。

10 不吃午餐也無法擊退午後的睡意

即使不吃午餐 有時還是會感覺到睡意

在吃完午餐後會有一段時間身體會變得非常倦怠想睡——這種睡意，稱為午後低落（afternoon dip）或午餐後低落（post-lunch dip）。

有一種說法認為，這是因為身體在吃飽後往消化系統的血流量增加，往腦部的血流量減少，所以才讓腦部的功能下降，變得昏昏欲睡。然而，由於人體會確保血液能優先流向大腦，所以這種說法是不正確的。雖然飽足感也會讓人感到倦怠，但就算是沒吃午餐的日子，睡意仍會襲來。

也就是說，午後的睡意並非受到飲食的影響，更有可能是受到生理時鐘（生物節律，如左圖）的影響。**生理時鐘之一的晝夜節律**（Circadian rhythm），**會在白天活動時間的正中央，也就是下午兩點到四點的時候，出現強烈的睡意。這原本就屬於生理時鐘的一種機制，目的在於讓身體在白天睡覺。**

那麼，要怎麼做才能擊退午餐後低落呢？最有效的方法，就是每天稍微增加一些睡眠時間。

而在對症療法方面，在吃午餐時可以更加仔細咀嚼，或是咀嚼口香糖，因為咀嚼這個動作具有讓腦部清醒的作用。也可以飲用咖啡或是其他含有咖啡因的飲料。如果睡意強烈到這些對症療法都沒有效的話，建議也可以稍微小睡一下（請參考第一百二十頁）。

午後的睡意是由生理時鐘所引起的

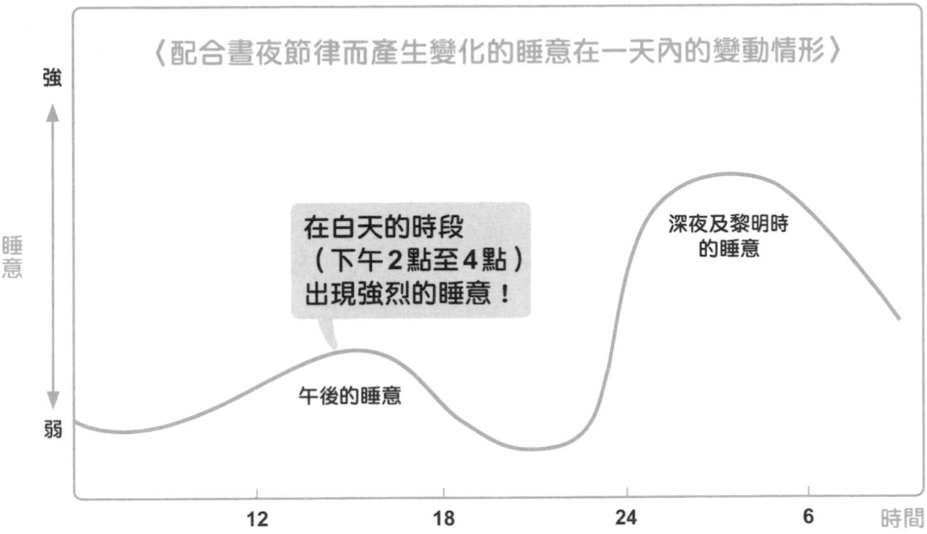
〈配合晝夜節律而產生變化的睡意在一天內的變動情形〉
強
睡意
弱
在白天的時段
（下午2點至4點）
出現強烈的睡意！
午後的睡意
深夜及黎明時
的睡意
12
18
24
6
時間

根據以色列工科大學Lavie等人所提出之報告（1986年）

生理時鐘
＝
生物節律

晝夜節律
（Circadian rhythm）
＝
大約以24小時
為一週期

所謂晝夜節律（Circadian rhythm），
是生理時鐘（生物節律）之中，
配合地球自轉時間而呈現的一個週期，
長度約為24小時。
晝夜節律由生理時鐘進行調整，
決定睡眠與清醒的時機，
是體內很重要的一個系統。

➡詳情請參考第56頁。

如何擊退午餐後低落？

- 每天增加一點睡眠時間。
- 記得午餐不要吃得太飽。
- 吃飯時仔細咀嚼後再吞嚥。
- 飲用含有咖啡因的飲料。

11 認為自己難以入睡，實際上卻早已睡得香甜？

不容易入睡的人
經常會以為自己睡不著的時間很長

從躺下到入睡之前的那段時間，被稱為睡眠潛伏期。當我們覺得怎麼樣都睡不著的時候，就會覺得自己難以入睡對吧？

如果是年輕的時候，有些人可能只要躺下去一、兩分鐘就會馬上睡著了，但隨著年齡增長，就會變得需要稍微長一點的時間才會入睡。一般來說，**大約五到十五分鐘的時間，都屬於自然的睡眠潛伏期**。

如果在關燈後十分鐘以上還沒睡著，就會覺得自己「難以入睡」，而如果達到三十分鐘，就會開始覺得自己「睡不著」而焦躁不已。**一旦在沒睡著的時候過度意識到自己「睡不著」，就會形成壓力，於是就變得更加睡不著了**。**這時候最有效的處理方法，或許就是不要逼自己一定要睡著**。

此外，本人體感上覺得自己沒睡著的時間，通常與實際上的時間長短是有差異的。尤其是為自己難以入睡而煩惱的人，通常會覺得自己的入睡時間比實際上到入睡所花的時間還要更長。

在美國史丹佛大學就有一項調查，針對十名健康的年輕人與二十名覺得自己難以入睡的五十五歲以上人士，檢測其各自的睡眠潛伏期。調查結果發現，前者的睡眠潛伏期為平均七到九分鐘，後者則平均在大約七分鐘左右，也就是說中高齡者的睡眠潛伏期反而比較短。

大部分覺得自己睡不著的人，其實都比自己想像中的還要更早入睡。

難以入睡的感覺與睡眠潛伏期並不一致？

對健康的年輕人與覺得自己難以入睡的中高齡者進行睡眠潛伏期的調查，結果發現……

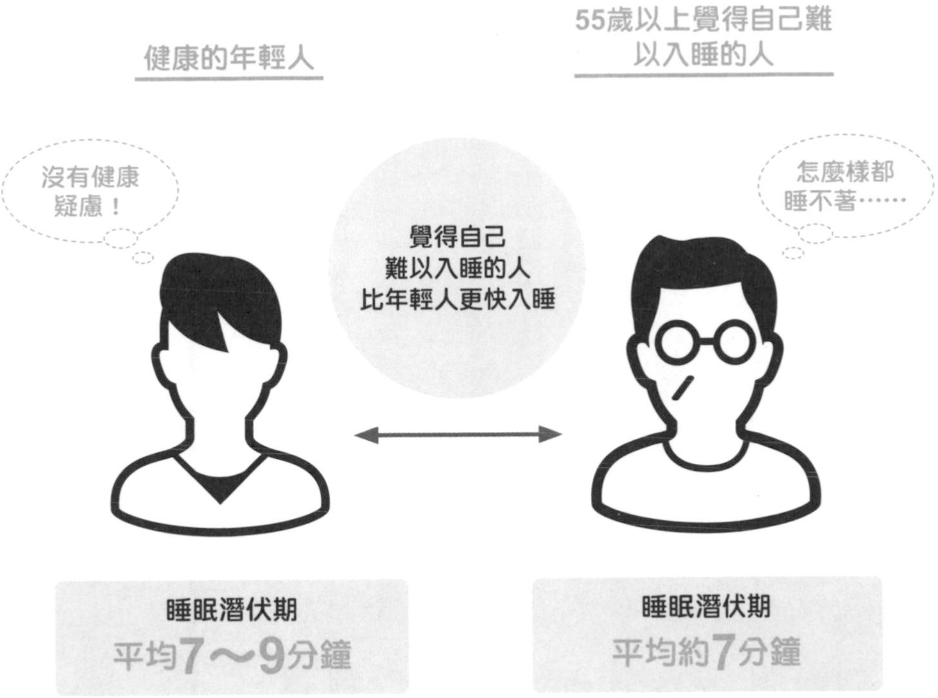
健康的年輕人
55歲以上覺得自己難以入睡的人
沒有健康疑慮！
怎麼樣都睡不著……
覺得自己難以入睡的人比年輕人更快入睡
睡眠潛伏期
平均7～9分鐘
睡眠潛伏期
平均約7分鐘

根據美國史丹佛大學Chiba等人之調查（2018年）

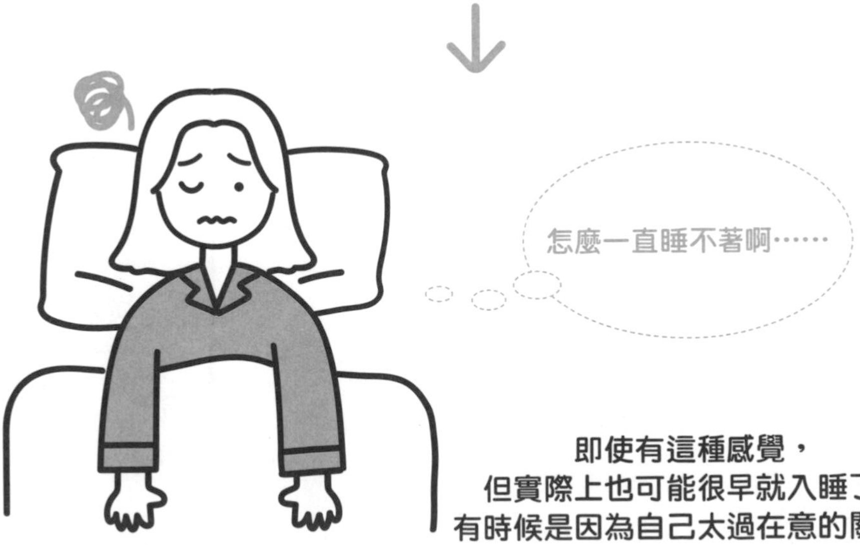
怎麼一直睡不著啊……

**即使有這種感覺，
但實際上也可能很早就入睡了。
有時候是因為自己太過在意的關係。**

12 一天僅能修正一小時的時差疲勞

利用曬太陽調整時差也有其限度，自然地度過這段時間也是一種方式

時差疲勞是我們在搭乘飛機跨時區移動時經常會有的現象。

睡眠與體溫變化有密切的關係，而體溫會隨著晝夜節律有所變動，體溫下降的時候會變得想睡，體溫上升時則會變得清醒。

在我們跨越時區移動時，由於身體的體溫等生理現象還保持著原本所在地的穩定節律，所以會與移動目的的當地時間產生差異。這麼一來，到了晚上也會因為體溫升高而睡不著，並且會有昏昏沉沉等身體不太舒服的感覺，這就是時差疲勞的真面目。

我們體內的生理時鐘最後都會與當地時間進行同步，但是由於每天只會修正大約一個小時，所以假如是前往時差七個小時的地區，就需要花上七天的時間才能與當地同步。因此，如果是短期的旅行或出差，有時也可能會整個滯留期間都處於有時差問題的狀態。

若想要早一點消除時差帶來的不適現象，可以在早上曬曬太陽，並且確實地吃個早餐。從一天的開始讓身體清醒，可以重新設定體內的生理時鐘，也就更容易與當地時間進行調適。

儘管如此，時差問題是無法立刻就調整完畢的。如果是短期滯留，則不要太過在意時差，而是配合自己的重要行程進行休息或是短暫的小憩，調整自己的身體狀態，或許可以過得更加充實。

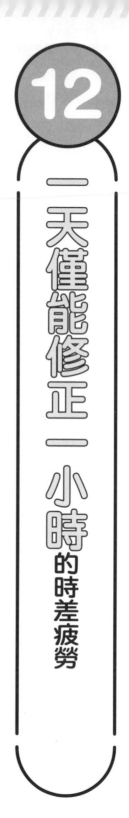

如何調適短期國外出差時的時差疲勞

平常晚上11點睡覺、早上7點起床的人，如果從日本東京前往美國舊金山出差的話……

調適方法

東京與舊金山的時差為+17個小時。

由於這樣的時差更容易配合24個小時的標準進行調整，所以實際上需要修正-7個小時。

然而在調整時差時，往前調整比往後調整更難，所以需要比較多的時間。

▼

與其試圖強迫調整時差，不如根據你的重要行程安排小憩。

當地的行程

❶當地時間 第1天 19:00 **晚餐會**

❷當地時間 第2天 11:00 **視察**

❸當地時間 第2天 15:00 **開會**

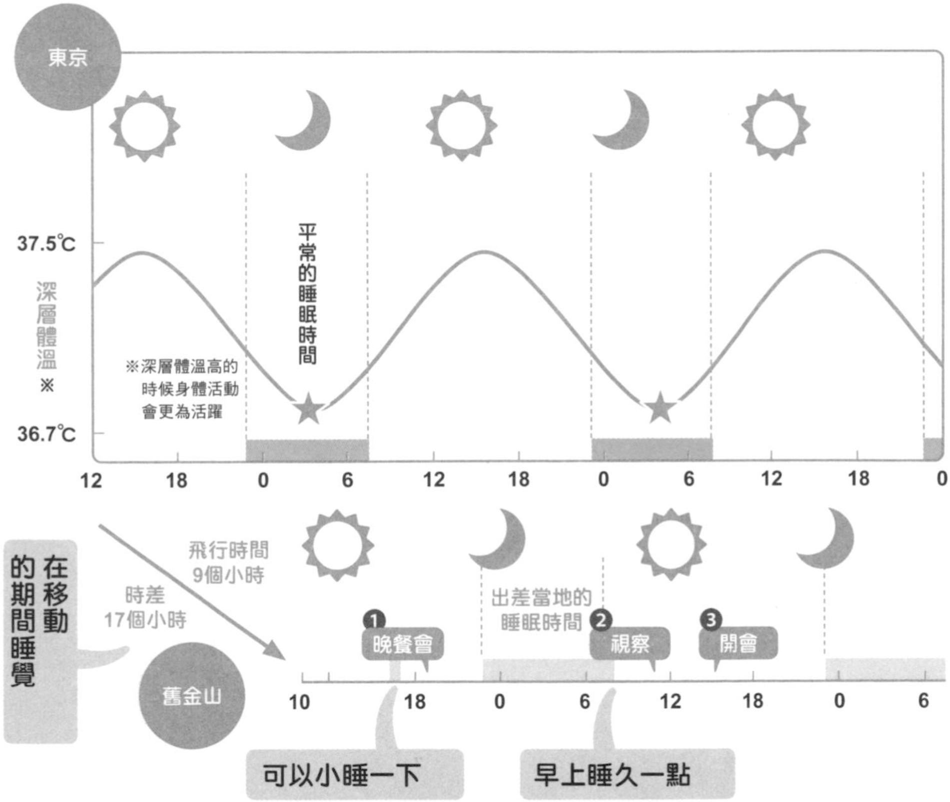

改編自《睡眠障礙 以科學力克服現代國民病》（角川新書）

身體在打★的時段時深層體溫會下降，比較容易有睡意。
利用小睡等方式事先減輕睡眠壓，
就能夠保持自己的狀態來處理工作行程上的事！

13 「晨型生活」和「夜型生活」有時也會改變

主要由遺傳因素決定，但有時也會受到環境影響

從早上開始活動的「晨型」人與經常熬夜的「夜型」人，在比例上呈現漂亮的山丘狀常態分布（如左上圖）。有大約半數的人不屬於這兩者，某種程度屬於「晨型」或「夜型」的人各占了百分之二十，極端屬於兩者的人則各占了百分之五。

若用一整天體溫的變化來比較，則可以清楚分出「晨型」與「夜型」。**比平均的時段往前移的為晨型，往後移的則為夜型，中間的差異大約二至三個小時**。

晨型人的體溫因為從清晨就開始上升，所以能很快做好清醒的準備，一醒來馬上就能開始活動。到了晚上，體溫也會急遽下降，所以很容易就能入睡，特徵就是這類的人要入睡前所花的時間很短。

另一方面，夜型人從傍晚到晚上這段時間體溫都維持在偏高的狀態，所以直到深夜都依然很有精神。之後體溫下降的時段也比平均時間還要更晚，在清晨時體溫是最低的，也因為早上體溫上升得比較慢，所以清醒得也比較慢，直到過了正午時分都還會有頭昏腦脹的感覺。

而若是極端的「晨型」人或「夜型」人，雖說大多數案例都是由遺傳因子所決定，但除了遺傳之外，通常還會受到年齡或生活環境等因素的影響，因此，晨型生活與夜型生活之間也有可能發生改變。

只不過要改變成另一型的生活等於是違背本身的遺傳特性，所以通常也不太建議大家這麼做。

極端的晨型人與夜型人各占5%

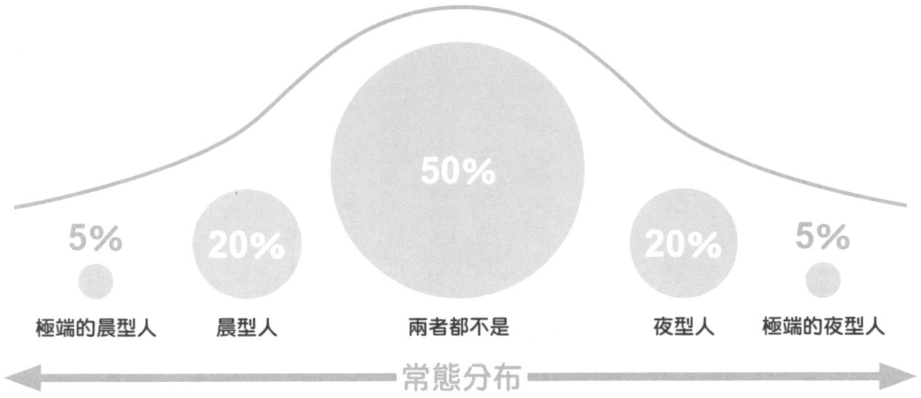

不屬於晨型及夜型的人占了約半數，
極端的晨型人及夜型人都極為少數。

體溫節律決定你是晨型人還是夜型人！

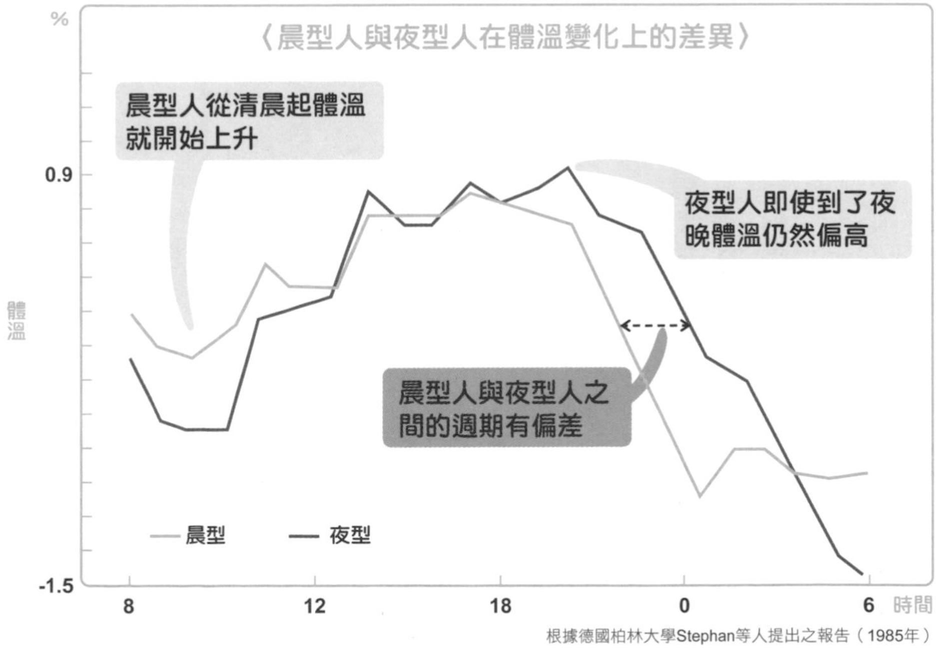

根據德國柏林大學Stephan等人提出之報告（1985年）

也有報告指出，因為晨型人比夜型人更容易確保自己有足夠的睡眠時間，所以較為健康不容易生病。

14 有辦法讓自己在想要起床的時間起床嗎？

睡覺時想著自己明天要起床的時間，就能在那個時間起床

大家每天早上是如何讓自己起床的呢？是利用鬧鐘嗎？還是拜託別人把自己叫醒呢？相信每個人都有自己的起床方法。

其中也有人可以不借助鬧鐘等外在刺激，在自己決定好的時間自然起床，這種起床的方式就稱為自我清醒。這種方式不但可以心情很好地起床，在白天的清醒程度以及工作效率也會比較高。

有研究報告指出，如果在睡覺時想著自己明天要起床的時間，身體就會在起床時間的前一小時左右，逐漸增加清醒所需的皮質醇（可體松，Cortisol）**之分泌量**。雖然目前仍然未知詳細的機制，但在睡眠中惦記著起床時間，身體的確會在該時間增加皮質醇的分泌量。

皮質醇是一種能夠調整身體狀態、讓身體在醒來後可以馬上進行活動的荷爾蒙，在愈靠近黎明時分泌量就會逐漸增多，也就是其分泌量會依據生理時鐘進行調整。

生理時鐘在睡眠過程中也能掌握時間的流逝，換句話說，自我清醒也可以說是身體本來就擁有的自然之力。

若是沒有想著起床時間就睡覺的話，起床前就不會有皮質醇分泌量增加的現象。**所以強烈想著想要起床的具體時間，就是能夠準時起床的關鍵。**

在某些條件下荷爾蒙的分泌量會發生變化！

**將原本「每天早上9點起床」的受試者分為三組，
設定不同的條件，觀察其睡覺及起床的情況。**

❶自我清醒的條件

告訴受試者「要在比平常更早的6點起床」，並在6點時叫受試者起床。

❷出乎意料的條件

告訴受試者「跟平常一樣9點起床」，但在6點時叫受試者起床。

❸一般條件

告訴受試者「跟平常一樣9點起床」，並在9點時叫受試者起床。

檢測睡眠過程中促腎上腺皮質素（促進皮質醇分泌的荷爾蒙）的分泌量可以發現……

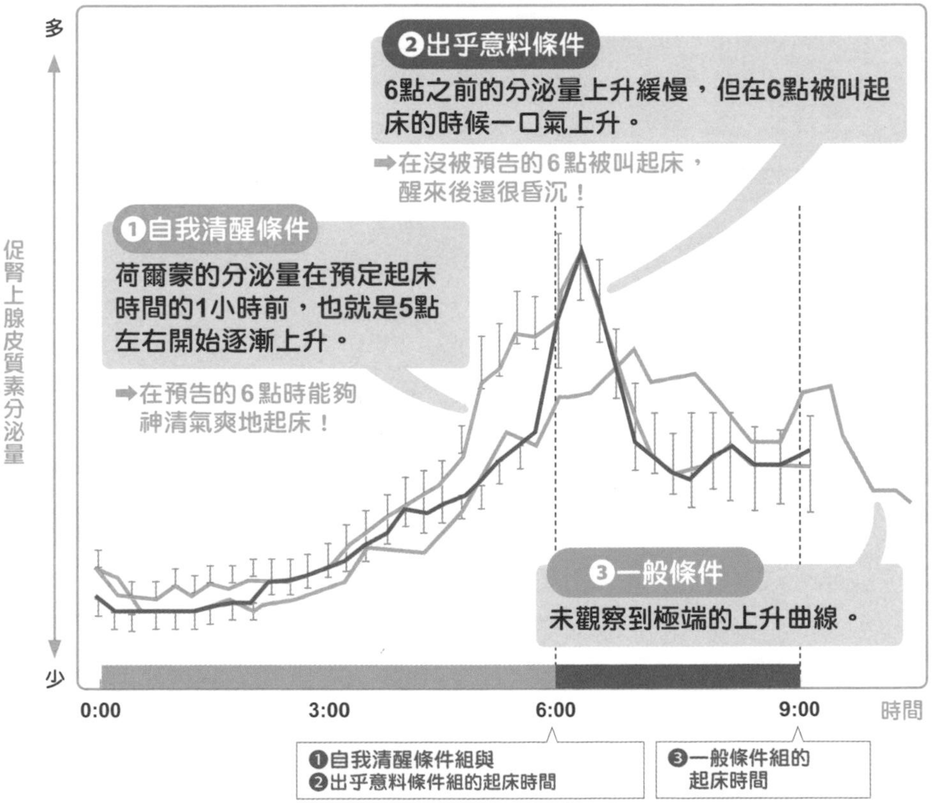
多
少
促腎上腺皮質素分泌量
❷出乎意料條件
6點之前的分泌量上升緩慢，但在6點被叫起床的時候一口氣上升。
➡在沒被預告的6點被叫起床，醒來後還很昏沉！
❶自我清醒條件
荷爾蒙的分泌量在預定起床時間的1小時前，也就是5點左右開始逐漸上升。
➡在預告的6點時能夠神清氣爽地起床！
❸一般條件
未觀察到極端的上升曲線。
0:00
3:00
6:00
9:00
時間
❶自我清醒條件組與
❷出乎意料條件組的起床時間
❸一般條件組的
起床時間

根據比利時布魯塞爾自由大學Späth-Schwalbe等人所進行之調查（1992年）

**如果「明天想要在這個時間起床」，
睡覺時腦中就要強烈想著那個起床時間！**

COLUMN 1

熊能夠冬眠的話，人類應該也能冬眠!?

過去一直認為冬眠是一種期間很長的睡眠模式之一。

不過在美國史丹佛大學於1990年代針對花栗鼠所進行的觀察研究中，發現冬眠的時間愈長，如同斷眠一般的睡眠壓就會愈強，所以會在冬眠結束後陷入長時間的深度睡眠。也就是說，冬眠其實是一種與睡眠完全不同的代謝／清醒狀態。

儘管如此，長久以來科學界仍未明瞭冬眠的機制。以人類來說，無論外界的氣溫高低，人類為了將體溫維持在攝氏37度左右，即便是睡眠狀態也會消耗大量能量。而另一方面，像熊這一類的哺乳動物，在冬季等無法得到充分食物的時候，體溫會下降到低代謝狀態，也就是一種準備進入冬眠的身體機制。透過這種機制，只需要消耗極少的能量也能存活3到4個月的漫長時間。

在筑波大學對理化學研究所的老鼠進行的最新研究中發現，如果刺激腦部下視丘區域的神經細胞群（Q神經），牠們的體溫與代謝狀態會連續下降好幾天，進入「接近冬眠的狀態」。目前已知小鼠會根據外界的狀態，自發性地進入「蟄伏」（微冬眠）這種在行為上變得遲緩的低代謝狀態。這表示刺激牠們的Q神經，或許可以引發小鼠的冬眠狀態。

那麼，如果是人類的話又是什麼狀況呢？從已挖掘出的太古時期人類骨骼的發育狀況可以發現，說不定人類在遠古時期也曾有過冬眠的情形（確認骨骼的發育呈現休止狀態）。在現今這個時代，人類如果也能進行冬眠的話，對來回需要花上約四百天的火星等太空之旅而言可說是一大喜訊，而一般人能夠進行宇宙旅行的時代說不定在不遠的將來就會來臨。

文・西野精治

Takahashi, T. M., Sunagawa, G. A., Soya, S., Abe, M., Sakurai, K., Ishikawa, K., Sakurai, T. A.-O. A discrete neuronal circuit induces a hibernation-like state in rodents. 2020; (1476-4687 (Electronic)).

第2章

目前已知的睡眠科學機制

15

原來這麼厲害！睡眠的功用①

讓腦部確實得到休息，並對身體進行維護作業！

深層的非快速動眼期睡眠是腦部的休息時間

想要有優良的睡眠品質，除了要了解第1章所介紹的正確知識，養成好的睡眠習慣也很重要。

話說回來，人類為什麼要睡覺呢？

在以大鼠所進行的斷眠實驗中，會發現超過一星期的斷眠，會讓大鼠出現脫毛、體溫下降等現象，並在不久之後感染到疾病而死亡。而若是在人類，雖然不會立刻死亡，但在沒有充足睡眠的情況下，判斷能力會下降，身體的健康情形也會逐漸惡化。

為了能夠健康地存活下去，睡眠是生活中不可或缺的一環。而且睡眠還肩負著五大作用（任務）：

①讓腦部確實休息，維持身體機能。
②調整自律神經與荷爾蒙的平衡。
③整理記憶並使其扎根。
④提升免疫力增加身體的抵抗力。
⑤清除腦部的代謝廢物。

首先來看看第①項。過去大家都以為「睡眠＝單純的休息行為」，不過，在知道腦部活動於快速動眼期睡眠中其實活動相當活躍後，目前已普遍認為生物體在睡著後並非一直處於「電源完全關閉」的狀態，而是一有什麼事就能夠立刻啓動的「怠速模式」。**腦部只有在深層的非快速動眼期睡眠期間，才是真正在休息**（如左圖）。

深層的非快速動眼期睡眠是腦部的休息時間

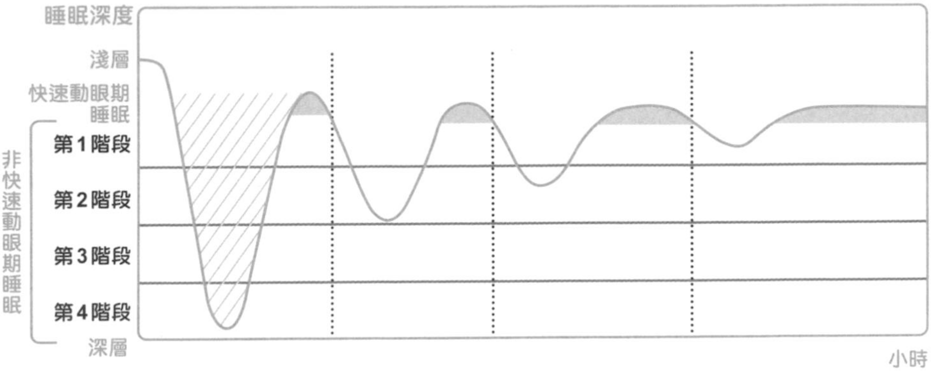

非快速動眼期睡眠可進一步分成4個階段。

而且各階段的腦波也不一樣！

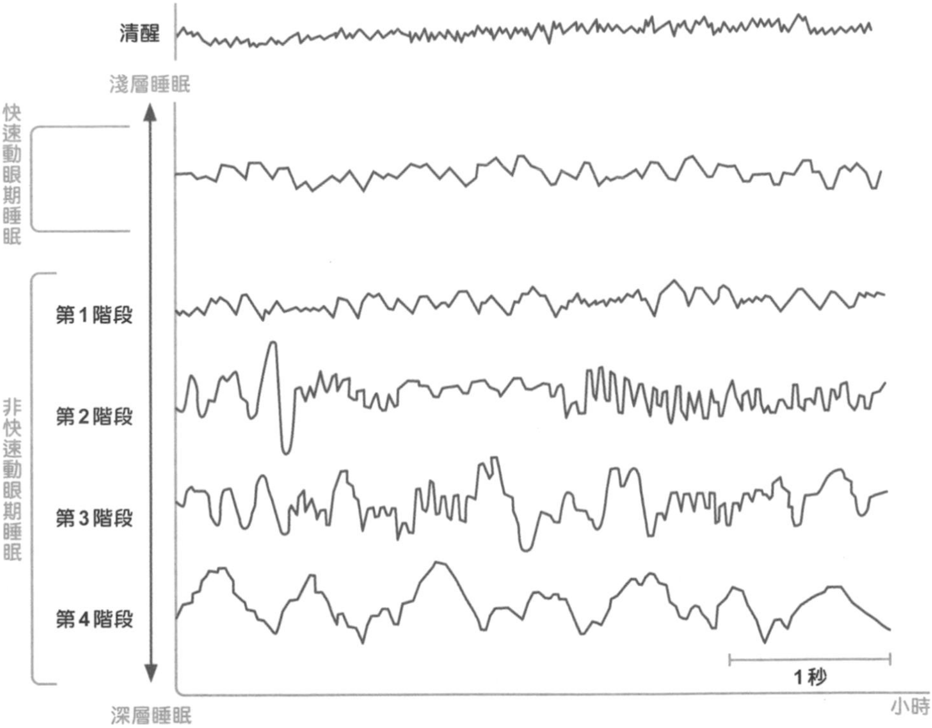

非快速動眼期睡眠隨著睡眠的深度加深，腦波的振幅會緩慢地逐漸變大。快速動眼期睡眠時的腦波與清醒時的腦波相近，活動力十分活躍。為了讓腦部能夠得到確實的休息，必須有更加深層的非快速動眼期睡眠。

16 原來這麼厲害！睡眠的功用②

調節自律神經及荷爾蒙平衡！

睡眠可以將自律神經切換成放鬆模式！

自律神經一天二十四小時不間斷地調節體溫、代謝及心臟等內臟功能。其中的交感神經與副交感神經，在一天當中會根據不同的時段與身體的活動狀況，其中的一方會比另外一方優先作用，中間相差約百分之三十的程度。

一旦交感神經優先發揮作用時，由於血壓上升、肌肉及心臟的活動變得更加活躍，因此腦部及身體都處於興奮狀態；另一方面，如果是副交感神經優先發揮作用的話，血壓會下降，心臟的活動與呼吸也會變得更加平穩。

若身體處於健康狀態的話，白天時應該為交感神經優先作用的活動模式，並且會在飯後或睡眠中自然切換成副交感神經優先作用的放鬆模式。然而，現代人的生活型態因為緊張或壓力的關係，很容易讓人處於交感神經優先作用的狀態，所以腦部及身體會變得很容易疲勞。

而睡眠因為具有讓活躍狀態的交感神經變弱，以及讓副交感神經優先作用的功能，所以我們才希望它能充分發揮它的功用。

睡眠與荷爾蒙的關係也十分密切。促進代謝與身體發育的生長激素（Growth Hormone）在入睡後立即進入的深層非快速動眼期睡眠中，分泌的情況特別活躍（如左圖）。而與生殖功能及母性行為相關的泌乳素（Prolactin），也會在入睡後開始分泌，並在睡眠的後半段增加分泌量。也就是說，正確的睡眠才能讓身體的荷爾蒙更加平衡。

入睡後的非快速動眼期睡眠是生長激素分泌的關鍵時期！

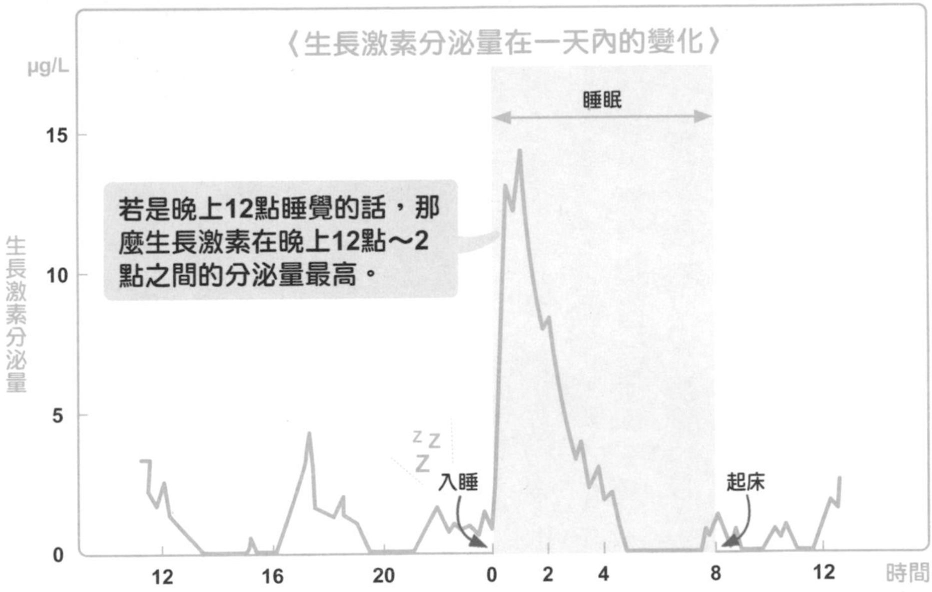

〈生長激素分泌量在一天內的變化〉
μg/L
15
10
5
0
生長激素分泌量
睡眠
若是晚上12點睡覺的話，那麼生長激素在晚上12點～2點之間的分泌量最高。
入睡
起床
12
16
20
0
2
4
8
12
時間

改編自比利時布魯塞爾自由大學Van Coevorden等人製作之圖表（1991年）

- 生長激素在非快速動眼期的第1週期分泌70～80%。
- 生長激素的分泌量會根據睡眠狀態而變化，而非根據時段。

↓

如果一開始的非快速動眼期睡眠品質優良的話，身體會更容易分泌生長激素！所以重點就在於要有固定的睡覺時間。

一旦沒有分泌生長激素……

- 膽固醇增加。
- 骨骼變得脆弱，容易骨折。
- 肌肉量減少。
- 體力下降。
- 肌膚乾燥。

對健康造成危害的風險增加！

17

原來這麼厲害！睡眠的功用③

整理記憶並使其牢記！

深層非快速動眼期睡眠及快速動眼期睡眠能消除掉不好的記憶

我們的大腦每天都會接收到數量極為龐大的資訊，因為不可能將所有的事情記住，所以會區分出需要記住的事情以及可以忘掉的事情，在經過判斷之後，只會把必要的資訊留存下來加以「記憶」。

記憶是一個很繁瑣的過程，而睡眠的某些階段也關係到記憶的扎根與消除。

新的記憶會先進入大腦中一個名為海馬體的區域進行整理，並在大腦皮質區形成舊的記憶扎根下來。**這個海馬體往大腦皮質傳達資訊的過程，是在睡著後第一個深層非快速動眼期睡眠時進行的。**而**像是自行車的騎法或運動技巧等經由學習被身體記住的記憶**（程序性記憶），**則是在淺層的非快速動眼期睡眠時扎根**。

另一方面，在快速動眼期睡眠的時候，大腦會將經驗過的事物與曾經的記憶加以關聯，同時製作索引以便隨時能夠順利抽取記憶，進行整理記憶的工作。

此外，為了不被負面的情緒所影響，忘記也是一件很重要的工作。**大腦執行清除記憶的工作也是在睡著後第一個深層非快速動眼期睡眠的時候，不過，最近的研究也發現快速動眼期睡眠也參與了這項工作**（如左上圖）。

由此可知，睡眠的所有階段對於整理記憶並加以扎根的作業都是必要的。在準備考試或是練習體育活動之後，更是需要好好地睡一覺，來幫助大腦的記憶功能。

記憶會根據睡眠的深度發生改變！

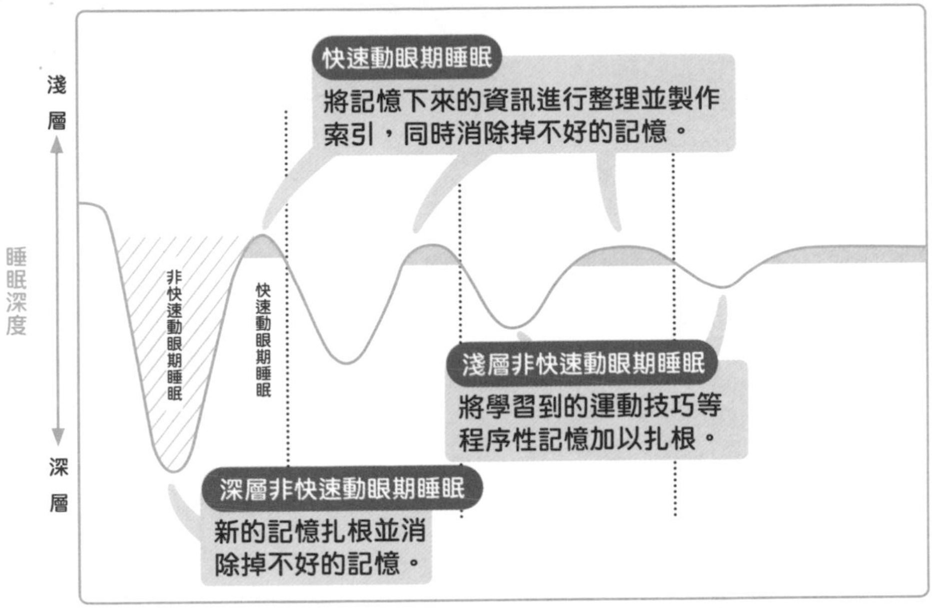
淺層
深層
睡眠深度
非快速動眼期睡眠
快速動眼期睡眠
快速動眼期睡眠
將記憶下來的資訊進行整理並製作索引，同時消除掉不好的記憶。
淺層非快速動眼期睡眠
將學習到的運動技巧等程序性記憶加以扎根。
深層非快速動眼期睡眠
新的記憶扎根並消除掉不好的記憶。

改編自《史丹佛大學式的最佳睡眠》（SUNMARK出版）

好好睡覺可以將所見、所聞以及學習到的事物形成記憶並牢記！

夢的真面目其實是記憶傳送作業？

記憶牢記的主要路徑為海馬體到大腦皮質。

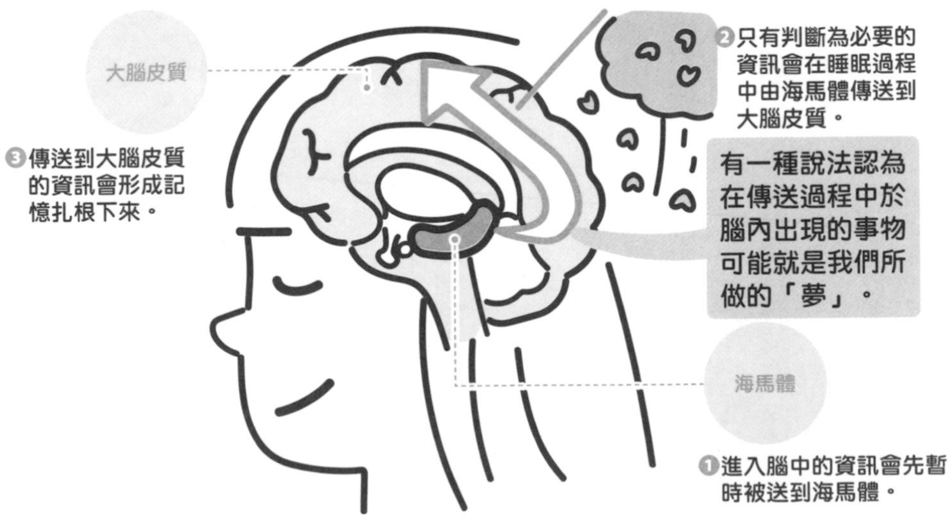
大腦皮質
❸傳送到大腦皮質的資訊會形成記憶扎根下來。
❷只有判斷為必要的資訊會在睡眠過程中由海馬體傳送到大腦皮質。
有一種說法認為在傳送過程中於腦內出現的事物可能就是我們所做的「夢」。
海馬體
❶進入腦中的資訊會先暫時被送到海馬體。

18 原來這麼厲害！睡眠的功用④
提升免疫力增加身體的抵抗力！

名為血清素的生理活性物質會發出讓身體休息的指令

雖然有報告指出短暫的斷眠能活化交感神經、提升免疫力，不過如同本書第十頁的調查所述，目前已證明睡眠不足會造成免疫力下降。

由於免疫與荷爾蒙彼此是連動的，因此，一旦因為睡眠不足等因素造成荷爾蒙失調，身體就會無法發揮正常的免疫機能。

尤其是與代謝有關的生長激素（Growth Hormone）**，一旦最初的非快速動眼期睡眠沒有出現分泌量就會急遽減少，妨礙受損細胞的修復工作。其結果就是免疫力下降，身體容易受到細菌或病毒的入侵。**

當我們罹患傷風或流行性感冒時，會覺得身體發熱不舒服並且非常地想睡覺，這都是免疫力在發揮正常機能的證明。

一旦病毒入侵體內，接收到這項訊息的免疫細胞，會發出指令要求其他的免疫細胞釋放出一種名為細胞激素（Cytokine）的生理活性物質，而接收到指令的細胞則會開始攻擊被病毒感染的細胞。

這個時候，細胞激素為了讓免疫細胞能充分發揮功能與病毒戰鬥，也會發出升高體溫以及讓身體休息等指令來進行輔助，所以身體才會出現發燒及想睡的反應。這些現象，都代表了如果想要讓身體可以正常發揮免疫功能，藉由適當的睡眠來調整身體狀態是非常重要的。

免疫系統的管理機制

免疫細胞各自肩負著不同的任務，彼此之間會利用一種名為細胞激素的物質來進行訊息的傳遞工作。

細胞激素（Cytokine）
免疫細胞釋放出來的生理活性物質是蛋白質的一種。生理活性物質具有調節身體機能的作用。

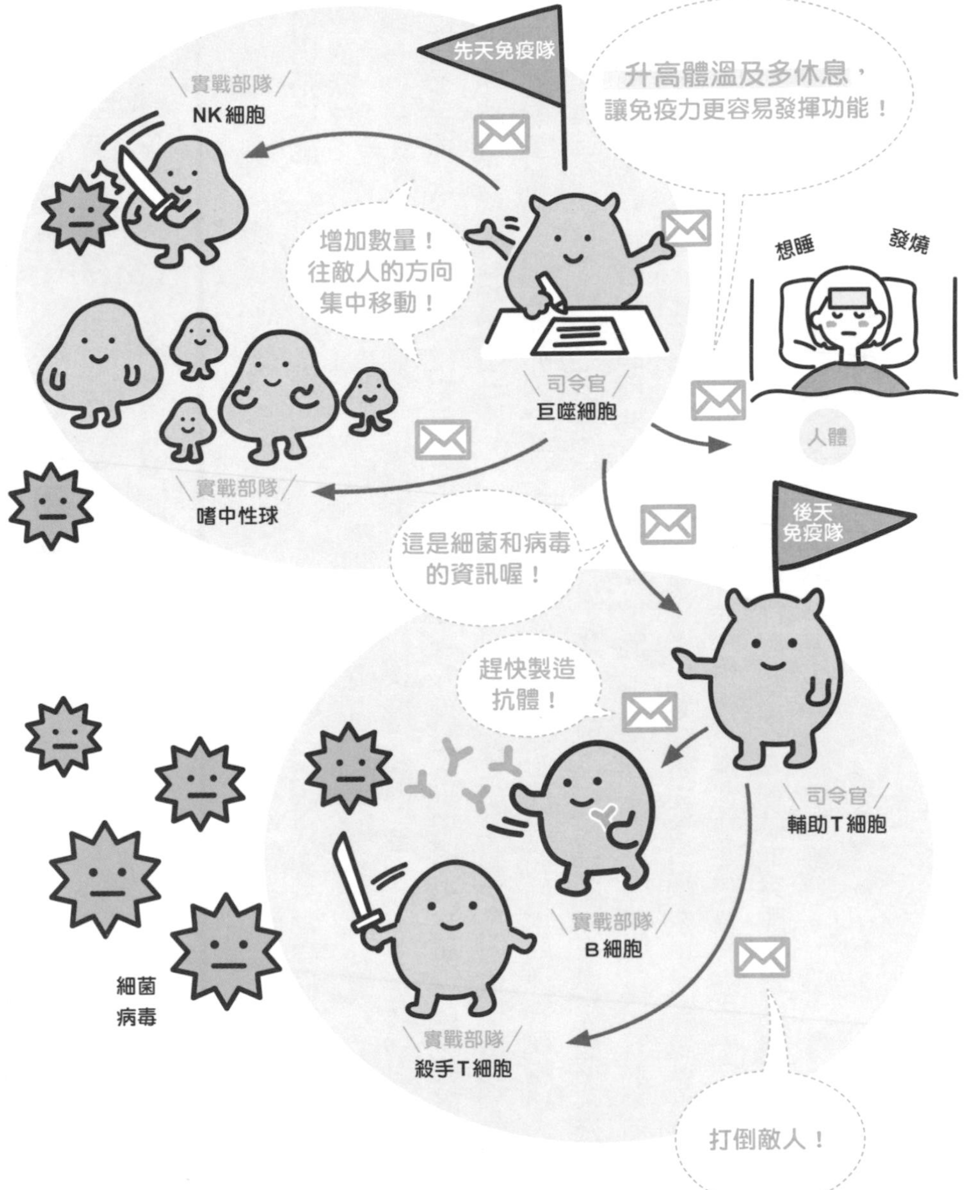

先天免疫隊
升高體溫及多休息，讓免疫力更容易發揮功能！
實戰部隊
NK細胞
增加數量！往敵人的方向集中移動！
想睡
發燒
司令官
巨噬細胞
人體
實戰部隊
嗜中性球
這是細菌和病毒的資訊喔！
後天免疫隊
趕快製造抗體！
司令官
輔助T細胞
實戰部隊
B細胞
細菌
病毒
實戰部隊
殺手T細胞
打倒敵人！

當我們傷風感冒時會變得發燒想睡，這就是身體的免疫機能正在努力奮戰的證據。

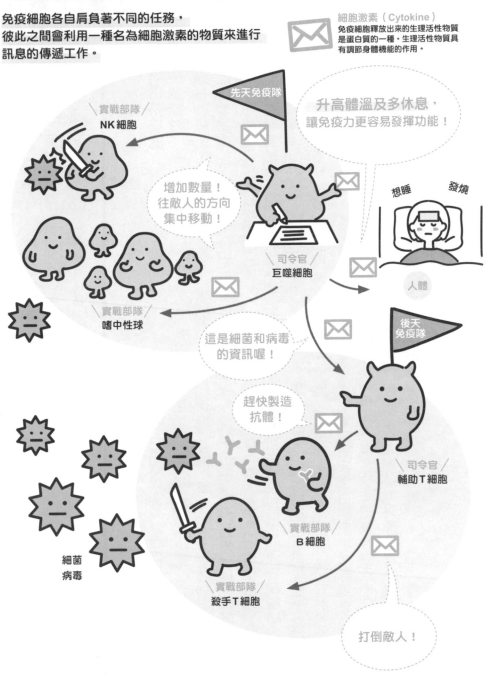

19

原來這麼厲害！睡眠的功用5

清除腦部的代謝廢物！

膠狀淋巴系統能預防失智症!?

人類身體是由大約三十七兆個細胞構成的，每個細胞都會各自進行代謝並產生代謝廢物，之後再通過淋巴等組織，將代謝廢物排出細胞。

成人腦部的重量約一千兩百公克至一千四百公克，雖然只大概占了體重的百分之二，但因為幾乎沒有休息不斷地在活動，所以會消耗掉身體整體能量的百分之十八左右。

代謝過程進行得十分活躍，就表示會產生大量的代謝廢物。**然而，腦部本身並沒有淋巴組織，取而代之的，會以腦內流動的腦脊髓液，來將腦部的代謝廢物沖洗掉**。這個功能，被稱作膠狀淋巴系統（Glymphatic system）。

由於清除代謝廢物的作業主要在睡眠過程中進行，所以如果持續睡眠不足的話，就無法充分進行代謝廢物的處理工作，會讓廢物累積在體內。

其中有一種由利用完畢的蛋白質（β類澱粉蛋白前驅物）**所產生的代謝廢物β類澱粉蛋白**（β-Amyloid）**，在沉積之後會在腦部造成名為老人斑的斑點，一般認為可能是造成阿茲海默症的原因**。

β類澱粉蛋白的沉積並非在邁入高齡之後才會發生，可能在失智症發病的二十年前就開始了。所以若是從年輕時期就開始長期睡眠不足，也有可能會影響到認知功能。

睡眠是腦部進行強力大掃除的時間！

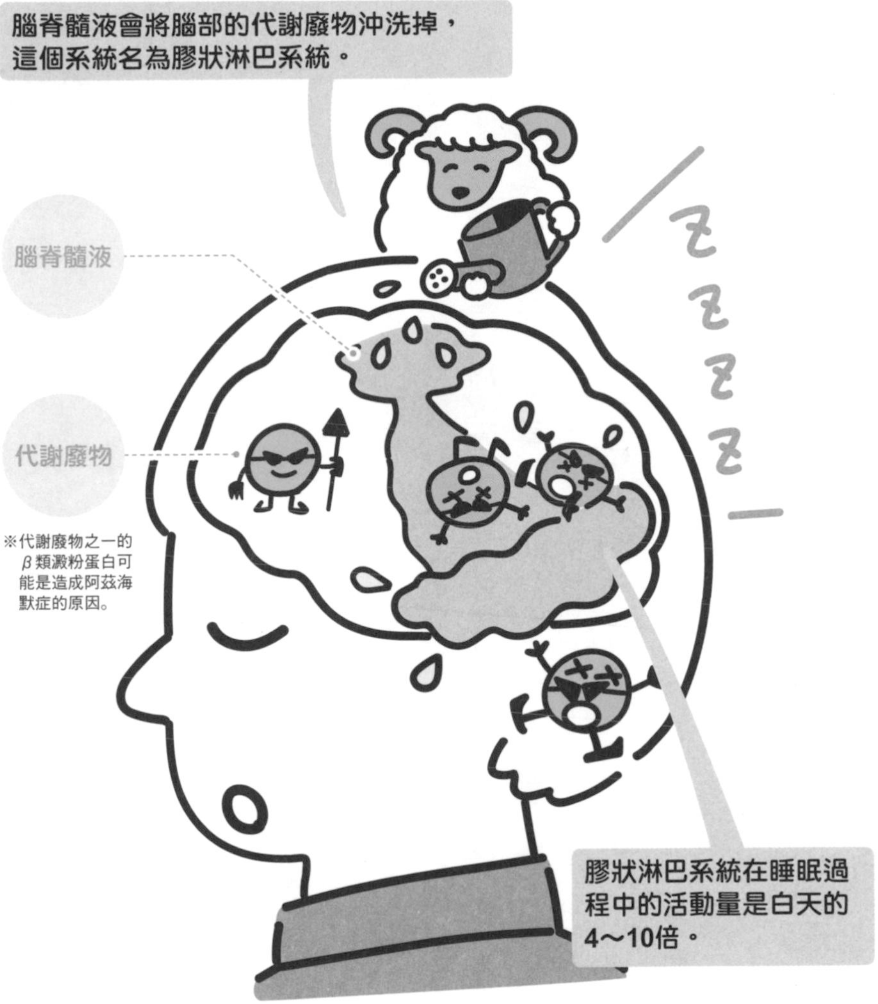
腦脊髓液會將腦部的代謝廢物沖洗掉，
這個系統名為膠狀淋巴系統。
腦脊髓液
代謝廢物
※代謝廢物之一的β類澱粉蛋白可能是造成阿茲海默症的原因。
膠狀淋巴系統在睡眠過程中的活動量是白天的4～10倍。

・腦內的腦脊髓液會流入膠狀淋巴系統，將代謝廢物排出去。
・睡眠時代謝廢物的排出量會增加。

↓

充分的睡眠能清除腦內的代謝廢物，有機會預防失智症發生。

20 睡眠負債很難被注意到？

長期「睡眠不足」會讓自己陷入「睡眠負債」的境地

在專家學者之間，會以「睡眠負債」來表現睡眠不足的情況。

「人類需要一定的睡眠時間，如果真正睡覺的時間比這個時間還短的話，不足的部分會持續累積，也就是在睡眠上產生了負債。」

這是作者還在美國史丹佛大學生物節律研究所念書時，該研究所的創辦人威廉．C．迪蒙特教授於一九九〇年代開始使用的「睡眠負債（sleep debt）」概念。

會利用「負債」這個詞，是因為可以讓人很容易立刻聯想到「不足」的印象，並且還能夠強調出很可能在未察覺的情況下不斷地升高，藉此達到警告的目的。

關於睡眠負債，美國賓夕法尼亞大學也提出過相關的實驗報告。實驗發現：「**持續每天都睡六個小時的人，其集中力及注意力在第十天時衰退的程度會像熬夜一整天的人一樣，而若是持續每天都睡四個小時的人，其集中力及注意力在兩星期後衰退的程度幾乎和連續熬夜三天的人一樣**」。

還有，人們如果熬夜的話，會因為疲勞及想睡而能夠察覺到自己在工作或生活上的表現變差，但是睡眠四小時或六小時的受試者，卻未必能感受到大腦功能衰退的狀況（如左圖）。

這說明了小小的睡眠不足在長期累積之後，總有一天會形成龐大的「睡眠負債」，就是這種不易察覺的特性，才是睡眠負債恐怖之處。

睡眠不足會讓人在自己察覺不到的情況下發生失誤！

將21～38歲共48名的健康受試者

A 連續熬夜3天

B 連續2星期每天睡4個小時

C 連續2星期每天睡6個小時

D 連續2星期每天睡8個小時

分成4組，調查其注意力和集中力。

比較ABCD4組的失誤量可以發現……

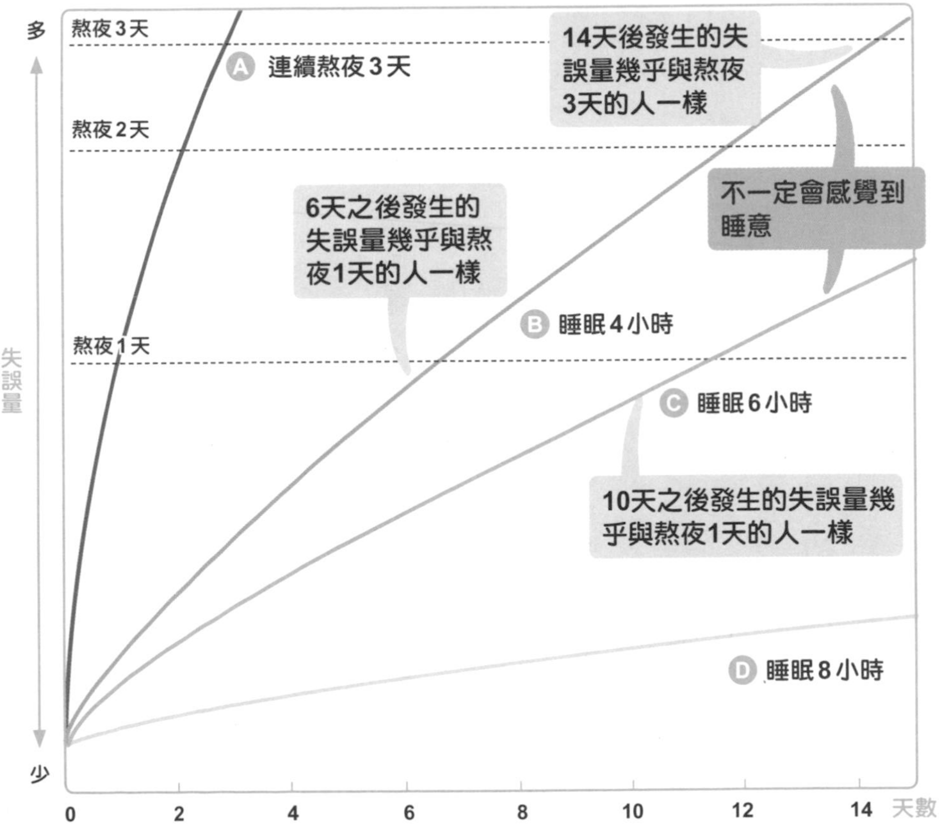

多
熬夜3天
A 連續熬夜3天
14天後發生的失誤量幾乎與熬夜3天的人一樣
熬夜2天
不一定會感覺到睡意
6天之後發生的失誤量幾乎與熬夜1天的人一樣
B 睡眠4小時
熬夜1天
失誤量
C 睡眠6小時
10天之後發生的失誤量幾乎與熬夜1天的人一樣
D 睡眠8小時
少
0
2
4
6
8
10
12
14
天數

根據美國賓夕法尼亞大學Van Dongen等人進行之調查（2003年）

慢性睡眠不足跟熬夜的時候一樣都會導致日常的表現能力下降！而且通常不會察覺到自己有睡眠不足的情形。

21 理想的睡眠模式

非快速動眼期睡眠與快速動眼期睡眠會重複四到五次

隨著夜晚的到來，只要人體內促進睡眠的荷爾蒙——褪黑激素（Melatonin）**的分泌量逐漸增加，體溫、血壓、脈搏就會開始下降，人也會自然變得想睡**。再加上從起床後已經過了十四到十六個小時，睡眠壓（想睡覺的慾望）也變得很高，所以大部分人在上床並閉上眼睛之後，通常過了十分鐘左右就會入睡。

入睡後會階段性地進入沉睡，接著迎來第一次的深層非快速動眼期睡眠。由於這個時候可以觀察到腦波呈現慢而大的波形，因此也被稱為慢波睡眠。非快速動眼期睡眠的深度分為四個階段，第一次的非快速動眼期睡眠是深度最深的，並且會持續較長的時間（關於腦波之詳細說明請參考第四十一頁）。

非快速動眼期睡眠之後出現的是快速動眼期睡眠，雖然此時腦部的活動程度與清醒時類似，但因為身體還在睡著的狀態，所以肌肉是鬆弛的幾乎不會動。之後非快速動眼期睡眠與快速動眼期睡眠會以一定的週期重複數次，最終迎來早晨。在正常的睡眠模式下，非快速動眼期睡眠會逐漸變淺，快速動眼期睡眠則會慢慢拉長（如左圖）。

在接近黎明的時候，體內具有清醒作用的荷爾蒙——皮質醇（可體松，Cortisol）**的分泌量會開始增加，等到體溫、血壓、脈搏都上升之後，身體就會進入準備起床的狀態**。當身體以這種健康的睡眠模式睡著時，在該起床的時候也就自然而然地可以順利起床了。

早上能夠順利起床的原因在於睡眠的深度！

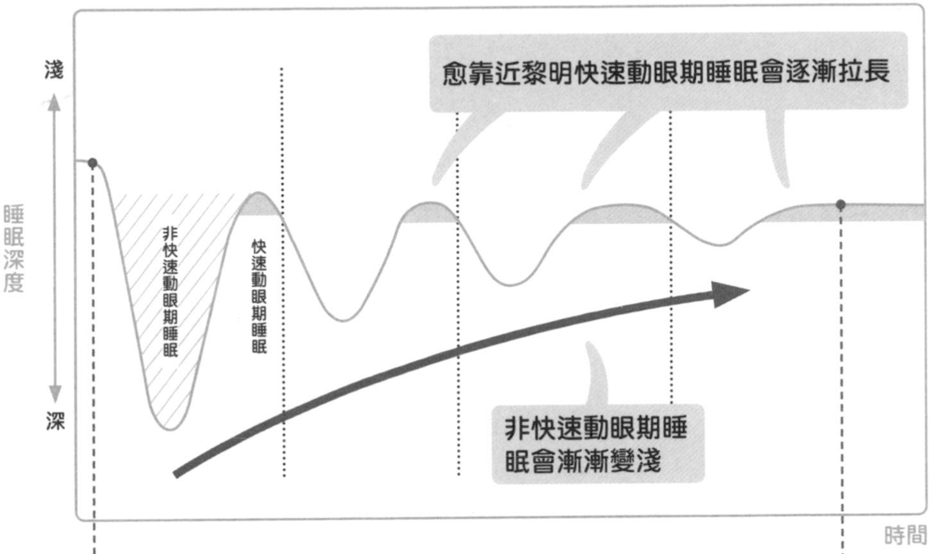
淺
睡眠深度
深
時間
非快速動眼期睡眠
快速動眼期睡眠
愈靠近黎明快速動眼期睡眠會逐漸拉長
非快速動眼期睡眠會漸漸變淺

由於淺眠的快速動眼期睡眠時間增加，
所以早上能夠很容易地起床！

促進睡眠的褪黑激素

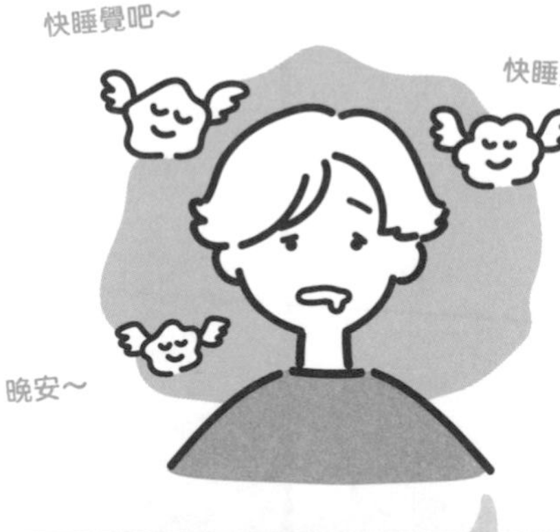
快睡覺吧～
快睡覺吧～
晚安～

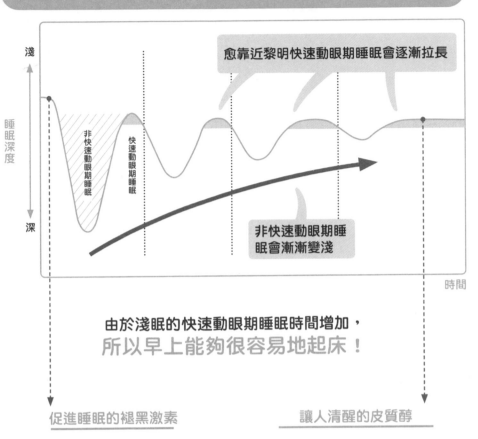

光線變暗後分泌量開始增加，讓人自然地想睡。在睡眠過程中的深夜時分泌量達到最高峰。

讓人清醒的皮質醇

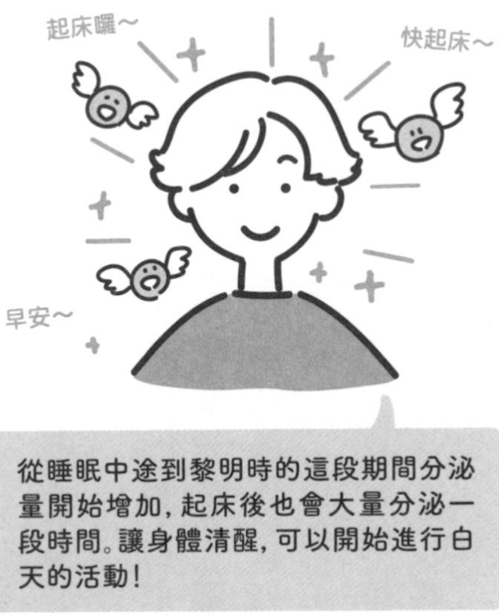
起床囉～
快起床～
早安～

從睡眠中途到黎明時的這段期間分泌量開始增加，起床後也會大量分泌一段時間。讓身體清醒，可以開始進行白天的活動！

22 睡眠過程中最重要的是入睡後的「前九十分鐘」

與其延長睡眠時間，更重要的是提升睡眠品質

想要提升睡眠品質，最需要注意的是入睡後最開始出現的非快速動眼期睡眠。剛睡著時的非快速動眼期睡眠，幾乎占了一整個睡眠週期，長度大約持續九十分鐘。

如果這段時間睡得好，之後的睡眠品質也會維持在良好的狀態，所以作者**將最開始的九十分鐘稱為「黃金九十分鐘」**。

當我們入睡後，睡眠深度逐漸加深，自律神經也從交感神經優先作用切換成副交感神經優先作用後，腦部和身體都會進入放鬆狀態。而只要自律神經調節正常，荷爾蒙也就會跟著平衡。

其中與發育有關的生長激素（Growth Hormone），在最初非快速動眼期睡眠期間的分泌量，就占了整體分泌量的百分之七十到八十。但若是在最開始的九十分鐘內沒有出現品質良好的非快速動眼期睡眠，荷爾蒙的分泌量也會大幅減少。

此外，入睡時呈現高峰狀態的睡眠壓（想睡覺的慾望），也會在最開始的非快速動眼期睡眠被釋放出來，以調節之後的睡眠模式。

整個晚上非快速動眼期睡眠會重複四至五次，不過第二次之後的非快速動眼期睡眠的深度就沒有第一次那麼深了。也就是說，一旦睡眠最開始的九十分鐘只出現了睡得淺、時間短又不充分的非快速動眼期睡眠，那麼就會對之後的睡眠也帶來不良影響，這個時候就算睡的時間再長，醒來依舊會覺得昏昏沉沉。

一旦最開始的非快速動眼期睡眠受到打擾，睡眠的品質就會變差！

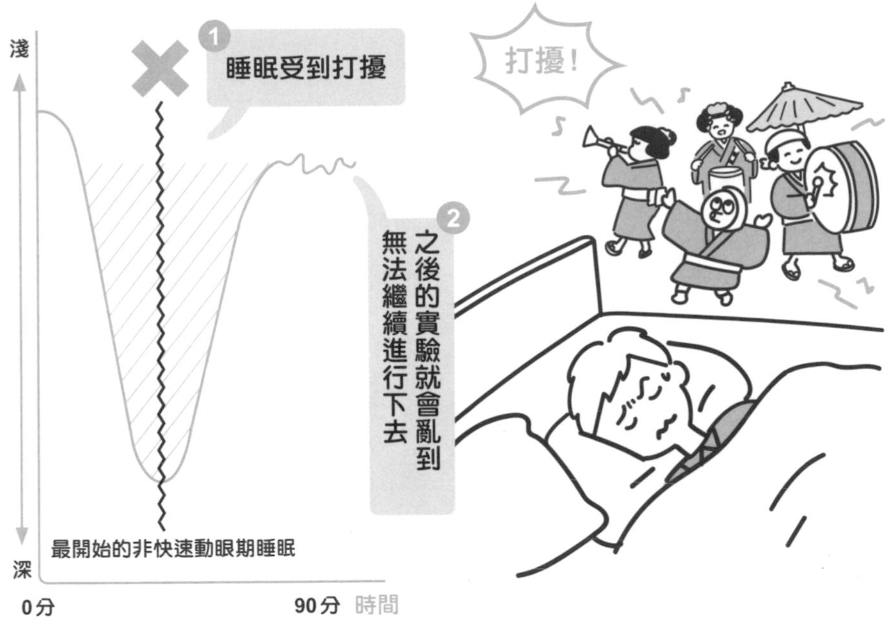
淺
① 睡眠受到打擾
睡眠深度
② 之後的實驗就會亂到無法繼續進行下去
最開始的非快速動眼期睡眠
深
0分
90分 時間
打擾！

改編自《史丹佛大學式的最佳睡眠》（SUNMARK出版）

「最開始的九十分鐘」支配了整個睡眠的品質！

睡眠品質比睡眠時間長短更重要！

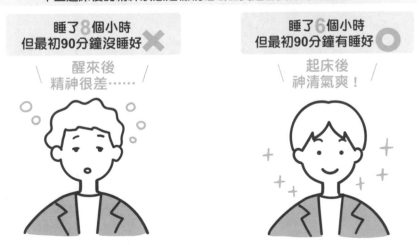

早上起床後的精神狀態是檢視睡眠品質是否良好的指標之一。

睡了8個小時
但最初90分鐘沒睡好 ✕

醒來後
精神很差……

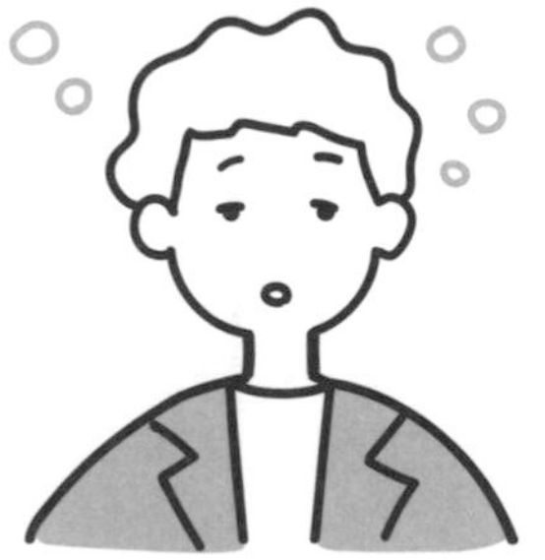

睡了6個小時
但最初90分鐘有睡好 ○

起床後
神清氣爽！

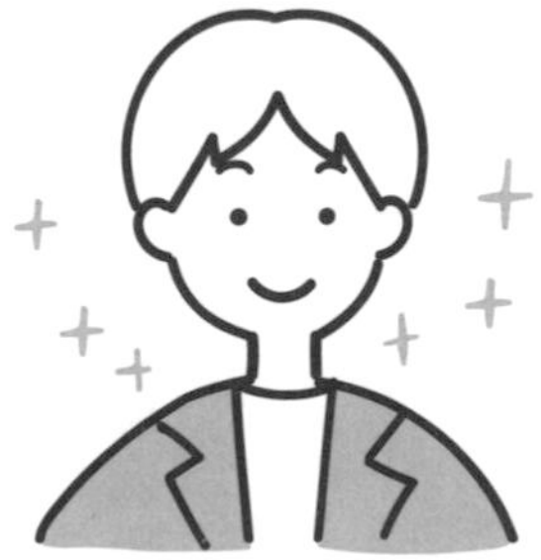

如果在最開始的90分鐘睡得好，
即使只睡了6個小時起床後也能神清氣爽！

23 生理時鐘支配著我們的睡眠與清醒！

生理時鐘偶爾會有提前或延後的偏差，但經過早晨陽光的洗禮後會被重新設定

幾乎所有地球上的生物都有其固有的生理時鐘，並且透過這個時鐘在生物體內創造出生物節律，讓生物體內的生理現象配合地球的自轉時間發生變化。

在生物節律中有著各式各樣不同的週期，從以秒為單位到以年為單位的都有，但**其中與人體內各項生理機能關係密不可分的，就屬以一天為週期的晝夜節律**（Circadian rhythms）。

體溫與荷爾蒙分泌量會依晝夜節律產生變化，進而影響睡眠，同時也會受維持身體運作穩定的恆定性（Homeostasis）所調節（如左圖）。

不過人類晝夜節律的一天，比隨著地球自轉而訂出的一天還要長，約為二十四點二個小時，所以如果置之不理的話，就會逐漸向後偏移。

而能夠修正這種偏移現象的，就是光線。生理時鐘的中樞位在大腦下視丘部位的「視交叉上核」，會向全身細胞內的「時鐘基因」發出指令加以控制，**其中效果特別好的就是早晨的光線。一旦視網膜感知到早晨的光線，就會傳遞訊息給視交叉上核，重新設定生理時鐘，把地球時間與生理時鐘之間的偏移給修正掉**。

所以當我們起床了之後，首先可以做的就是沐浴在陽光下來調整生理時鐘，然後就能展開神清氣爽的一天了。

恆定性與晝夜節律掌管著我們的睡眠與清醒

恆定性
=
Homeostasis

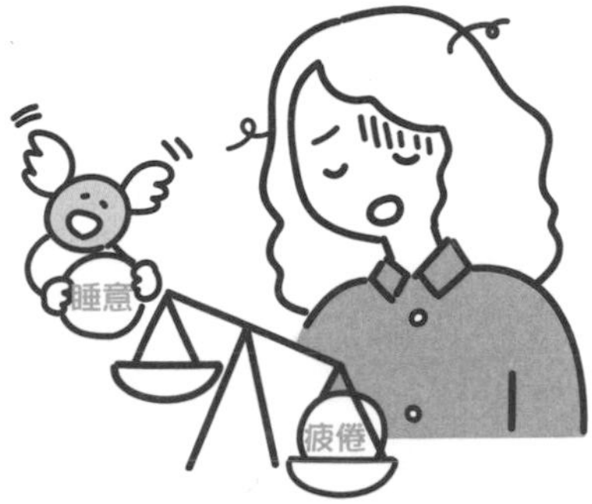
睡意
疲倦

將身體維持在穩定狀態的機制。舉例來說，當身體累積了疲勞或是起床很久的時間後，就會變得想睡。

晝夜節律
=
Circadian rhythms

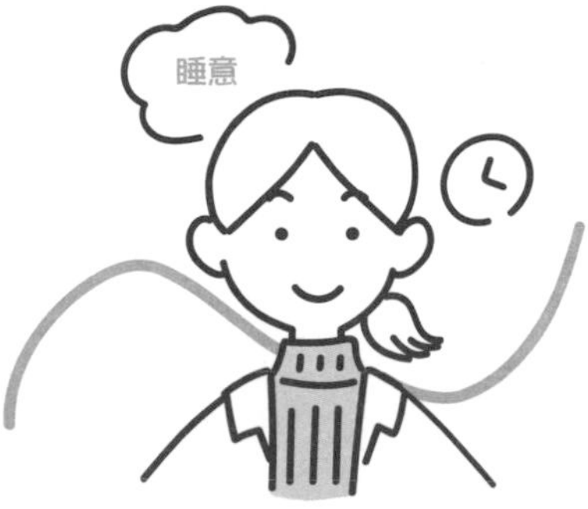
睡意

屬於生理時鐘之一。
長度約24個小時的節律控制著
我們清醒與睡眠的時間。

生理時鐘的中樞位於大腦的視交叉上核

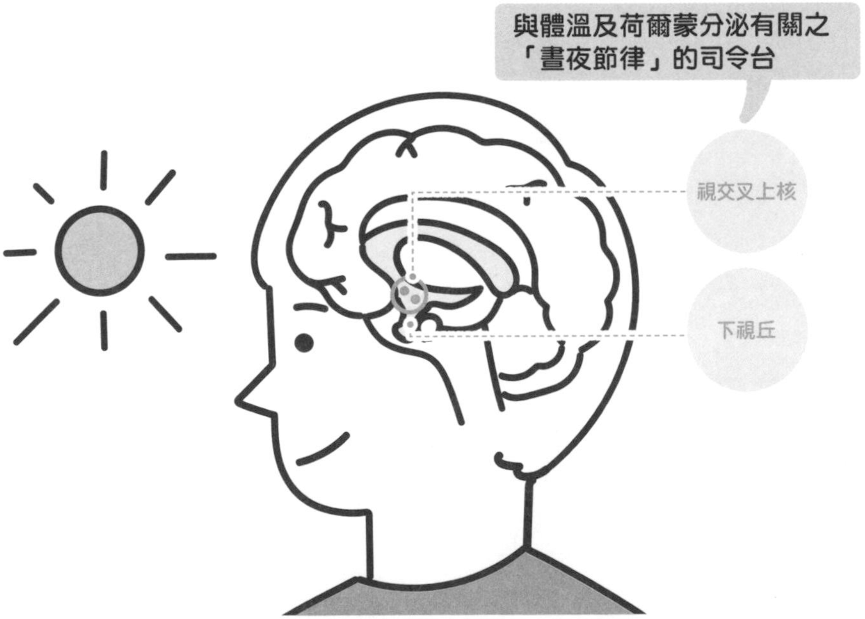
與體溫及荷爾蒙分泌有關之
「晝夜節律」的司令台
視交叉上核
下視丘

能透過照光而重新設定生理時鐘，
修正地球時間與生理時鐘之間的偏移！

24 嗜睡與失眠之間不可思議的關係

因為有失眠所以會出現嗜睡現象，即使白天嗜睡也依舊會有失眠情形

在日本，有大約兩成的成年人有睡眠方面的問題。而所謂的睡眠障礙，是一種因為睡眠異常而對生活造成妨礙的狀態總稱，症狀與病情各有不同。在此先來介紹失眠症與嗜睡症。

一般說到睡眠障礙，通常會想到很難睡著（入睡困難）、半夜醒來好幾次（睡眠中斷）、很早就醒來（過早清醒），以及沒有熟睡感等睡不著的狀態。這些都屬於失眠症的症狀，且大部分案例的患者都能自我察覺。

另一方面，在白天出現強烈睡意、無法維持清醒狀態的嗜睡症，也與失眠症一樣常見。嗜睡症中最常見的症狀，是睡眠呼吸中止症引起的嗜睡。因為睡眠過程中經常發生呼吸暫停的現象，導致睡夢中一直醒來而無法熟睡，於是在白天發生嗜睡的現象。所以睡眠呼吸中止症最常見的症狀，其實就是白天出現的睡意。

雖然失眠與嗜睡被分類成不同的疾病，但兩者其實是一體兩面的關係。**因為嗜睡或白天不正確的生活習慣而導致夜間失眠，這種情形並不少見。**

不只睡不著，愛睡得不得了也是一種睡眠障礙。如果擔心自己有這種情況的人，請尋求專科醫師的協助。

睡眠障礙大致可分為7種

依據國際睡眠障礙分類第3版（簡稱ICSD-3）可大致分為7類：

失眠症
難以入睡、無法熟睡等

中樞型嗜睡症
猝睡症（Narcolepsy）等嗜睡症

睡眠相關呼吸障礙
睡眠中發生多次呼吸暫停現象導致出現清醒反應

晝夜節律睡眠／清醒障礙
無法在適當的時間睡覺及起床

異睡症（Parasomnia）
夢遊症等睡眠中的異常行為

睡眠相關運動障礙
腿部經常抽動或發熱不舒服，讓人睡不安穩

其他睡眠障礙
伴隨睡眠而出現頭痛、癲癇等症狀

愈是高齡者愈容易有失眠症

失眠症有多種模式。

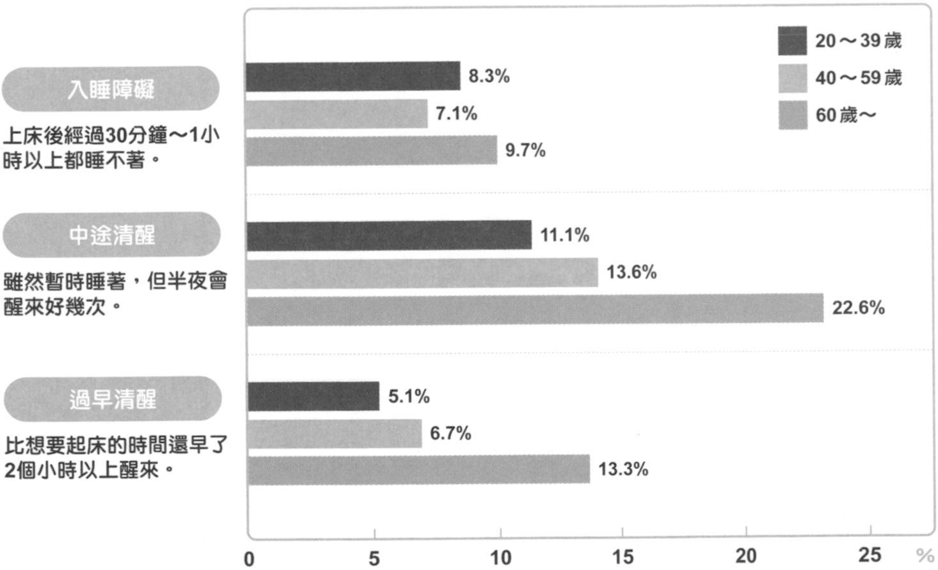
20～39歲
40～59歲
60歲～
入睡障礙
上床後經過30分鐘～1小時以上都睡不著。
8.3%
7.1%
9.7%
中途清醒
雖然暫時睡著，但半夜會醒來好幾次。
11.1%
13.6%
22.6%
過早清醒
比想要起床的時間還早了2個小時以上醒來。
5.1%
6.7%
13.3%
0
5
10
15
20
25
%

摘自《睡眠障礙之對策與治療指引手冊第3版》（2019年）

從入睡到起床為止，哪一個階段會出現睡眠障礙會根據年齡不同而有所變化。這些症狀並非只會單一出現，有時也可能同時出現。

25

可怕的睡眠呼吸中止症

有時候要等到出現打鼾或是白天特別倦怠才終於發現自己有這個疾病

有一種睡眠障礙在近年來增加得特別多，也就是被稱為二十一世紀現代病的「睡眠呼吸中止症（SAS）」。這是一種會在睡著期間經常出現呼吸中止現象的疾病，在分類上屬於睡眠相關呼吸障礙的類別。

睡眠期間氣管及舌頭周圍的肌肉會變得鬆弛無力，此時垂落下來的舌頭一旦堵住氣管的話，就會無法呼吸而十分難受。

而且，每次呼吸中止時身體還會因為無法吸入足夠的氧氣而一再清醒，最後陷入慢性睡眠不足的狀態。於是患者在白天會出現強烈的睡意以及判斷力或注意力下降的現象，影響到正常的生活。

而一旦長期罹患睡眠呼吸中止症的話，還可能會併發高血壓、糖尿病等生活習慣病，情況惡化時還會提高腦中風或心肌梗塞等攸關性命疾病的發病風險。另外**更有極具衝擊性的數據指出，若對該病置之不理，在大約八年之間會有四成的患者死亡。**

罹患此病的人因為會鼾聲如雷，經常在同寢的家人抱怨後才發現自己有這個疾病。

由於這種疾病本人不易察覺，如果對自己白天的睡意或倦怠感到擔心的話，可去尋求醫師診斷。

睡眠時呼吸中止症可能會危及性命

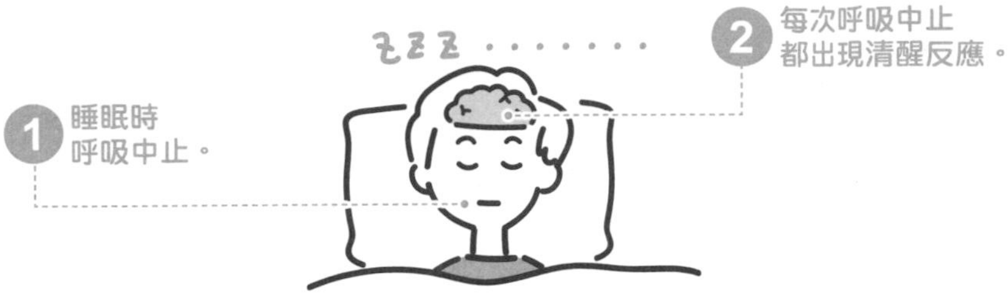
ZZZ
1 睡眠時
呼吸中止。
2 每次呼吸中止
都出現清醒反應。

由於夜間多次清醒，導致慢性睡眠不足。

- 白天出現強烈睡意，且判斷力或注意力下降。
- 一旦形成慢性疾病，會增加高血壓或糖尿病的發病風險。
  持續惡化的話，甚至可能導致腦中風或心肌梗塞！

如果有下列狀況，最好去找醫師進行診察

睡著的期間

- ☐ 總是打鼾
- ☐ 鼾聲經常停止
- ☐ 有呼吸中止的現象
- ☐ 感覺到呼吸困難而醒來
- ☐ 半夜醒來好幾次
- ☐ 夜間盜汗
- ☐ 經常因為尿意而醒來

起床的時候

- ☐ 明明有睡著卻仍有強烈的睡意
- ☐ 感覺疲憊、倦怠
- ☐ 無法集中注意力
- ☐ 常常覺得很疲累
- ☐ 早晨起床時覺得疲憊感都沒有消除
- ☐ 比20歲的時候胖了10公斤以上

以上的情況若有3項以上時要特別小心，請儘速去醫院就診！

**該疾病給人的印象雖然是「經常發生在肥胖男性的疾病」，
但瘦子及女性也會發生，
所以千萬不要自己隨意判斷！**

26 原來還有這麼多種睡眠障礙！

生理時鐘偏移以及身體非自主性地活動

無法在適當的時間起床、就寢的晝夜節律睡眠／清醒障礙，是一種因為體內的睡眠／清醒節律（生理時鐘）無法與地球的明暗（晝夜）週期一致而導致的睡眠障礙。

這種疾病可能是自發性也可能是外因性所導致。舉例來說，如果是日班與夜班經常要輪替值勤的工作，睡眠時間就必須配合上班的時間變動。

這麼一來生理時鐘的節律就會變得很紊亂，無法在適當的時間入睡和起床，結果導致白天工作效率下降或身體健康出問題。儘管生理時鐘通常會被早晨的陽光重新設定，但如果生活持續不規律的話，就會變得很難修正過來。

異睡症（Parasomnia）**是一種在睡眠中會出現身體非自主性活動等症狀的睡眠障礙**，包括非快速動眼期睡眠中發生的夢遊症（Sleepwalking）、夜驚症（Sleep Terror）等。

夜尿、磨牙、做惡夢等也包含在異睡症的分類裡，經常能在孩童身上觀察到，不過大部分的人在發育完成後都會改善。而較常發生在高齡者身上的快速動眼期睡眠行為失調症，是在快速動眼期睡眠期間出現與夢境連動的行為，有時候會非常危險。

還有睡眠相關運動障礙，則是包含就寢過程中感覺腿部有麻、癢等不適感而睡不著的不寧腿症候群（Restless Legs Syndrome）等情況。

如果前述任何一種症狀或不舒服的感覺有持續發生的話，建議可以尋求睡眠專科醫師的協助。

晝夜節律睡眠／清醒障礙的類型

當生理時鐘的節律有所偏移時， 會演變成無法在適當時間睡著的睡眠障礙。
除了因為輪班工作（日班與夜班）而造成的睡眠障礙外，還有以下這些類型。

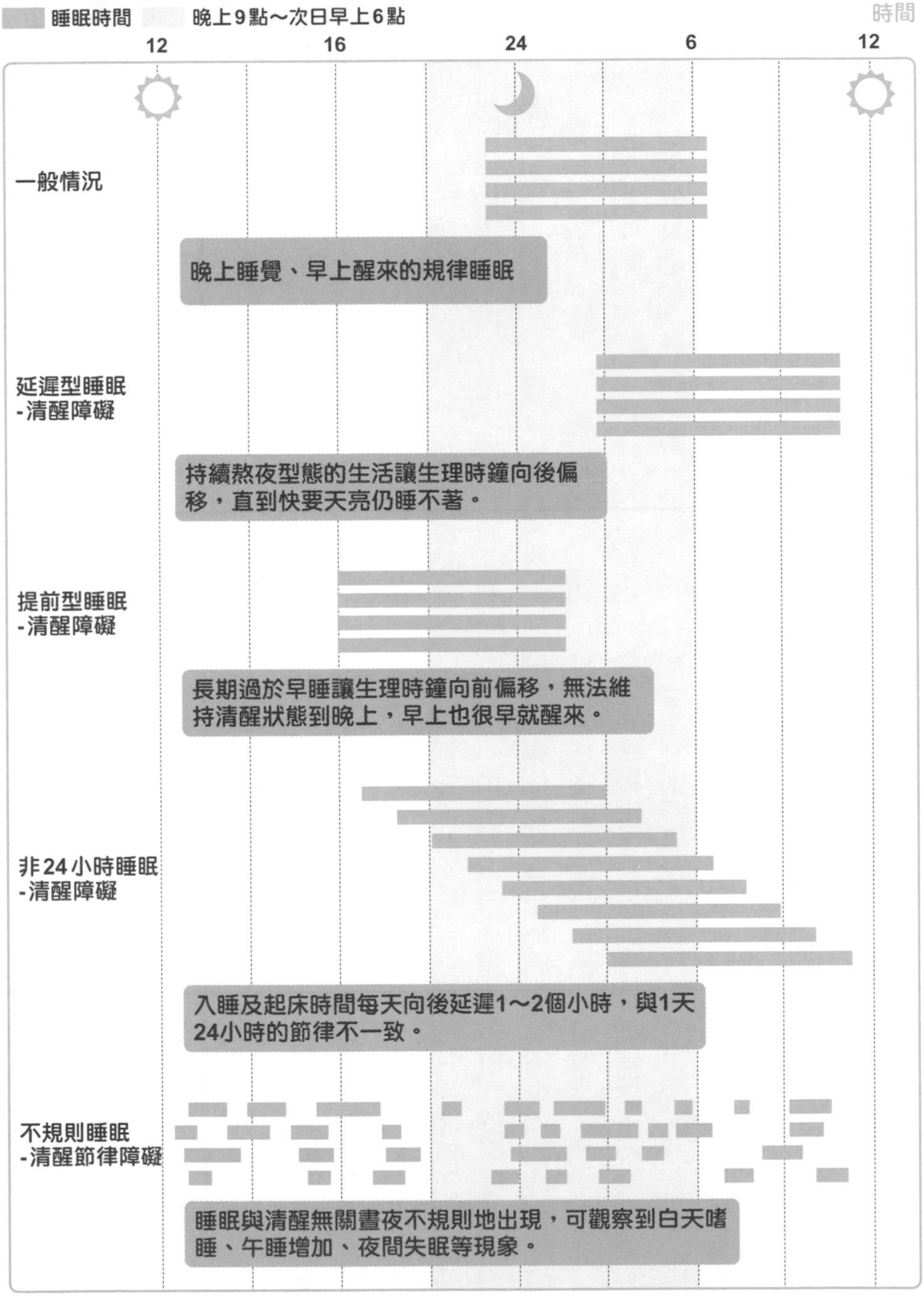
睡眠時間
晚上9點～次日早上6點
時間
12
16
24
6
12
一般情況
晚上睡覺、早上醒來的規律睡眠
延遲型睡眠-清醒障礙
持續熬夜型態的生活讓生理時鐘向後偏移，直到快要天亮仍睡不著。
提前型睡眠-清醒障礙
長期過於早睡讓生理時鐘向前偏移，無法維持清醒狀態到晚上，早上也很早就醒來。
非24小時睡眠-清醒障礙
入睡及起床時間每天向後延遲1～2個小時，與1天24小時的節律不一致。
不規則睡眠-清醒節律障礙
睡眠與清醒無關晝夜不規則地出現，可觀察到白天嗜睡、午睡增加、夜間失眠等現象。

改編自《睡眠障礙 以科學之力克服現代的國民病》（角川新書）

27 睡眠不足是萬病之源！

睡眠不足會提高肥胖、生活習慣病及癌症的發病風險

睡眠品質差或慢性睡眠不足，不只會造成白天嗜睡及判斷力下降，還會降低免疫力，對內分泌及自律神經帶來不良的影響。

舉例來說，與食慾相關的荷爾蒙如果分泌異常的話，就會讓人變得容易肥胖，一旦惡化還可能引起糖尿病或高血壓等生活習慣病。同時還提高了心肌梗塞、腦血管疾病及癌症的發病風險。

除此之外，目前也已知睡眠不足也會提高憂鬱症等精神疾病的風險。

另外，日本的上班族中有將近三成的人從事需要輪班的工作，**不規則的工作時間也很容易打亂睡眠**。有些行業為了改善這種情況，也會將出勤方式設計成讓員工的生理時鐘更容易同步的輪班模式，其中的重點就在於把出勤時間往後挪移，這樣會更容易配合生理時鐘。

舉例來說，像護理師這種三班制的工作型態，就會以「日班→小夜班→大夜班」的順序，每隔幾天就向後挪移變更排班方式。這種模式比不規則的輪班方式對身體更不易造成負擔。當然，與生理時鐘同步的程度還是要看個人的情況，不一定每個人都能順利進行。

其實睡眠本來就不應該因為職業不同而在品質上有所差異，不論是哪一種工作，都應該要找到最適合的上班方式來確保員工有充足的睡眠。

夜間輪班的人很容易出現睡眠問題！

針對白天上班與夜間輪班的人比較其睡眠障礙發生的比例，可以發現……

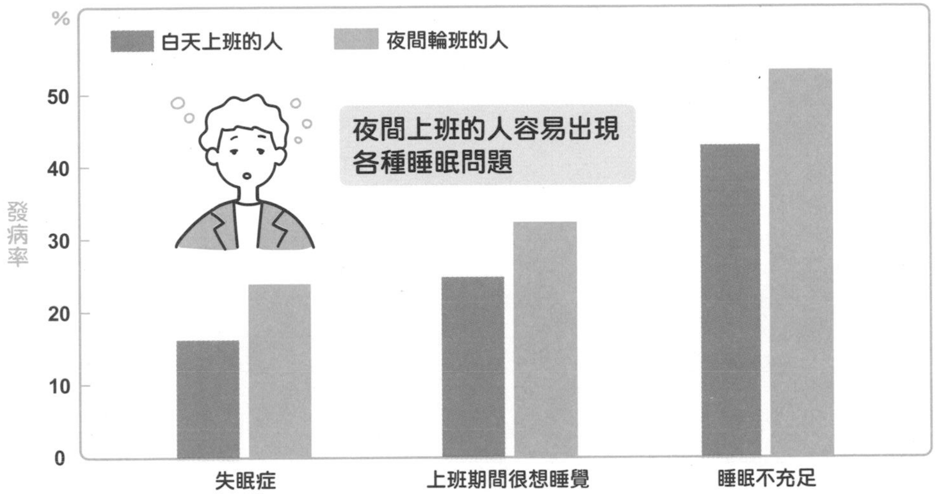

根據美國威斯康辛大學Givens等人對1593名「威斯康辛州健康調查」參與人員所進行之調查（2016年）

夜間上班的人要特別注意睡眠障礙的問題！

夜間輪班的人糖尿病的發病率比較高！

對經常輪夜班的護理師與只上白天班的護理師調查其第2型糖尿病的發病率，會發現……

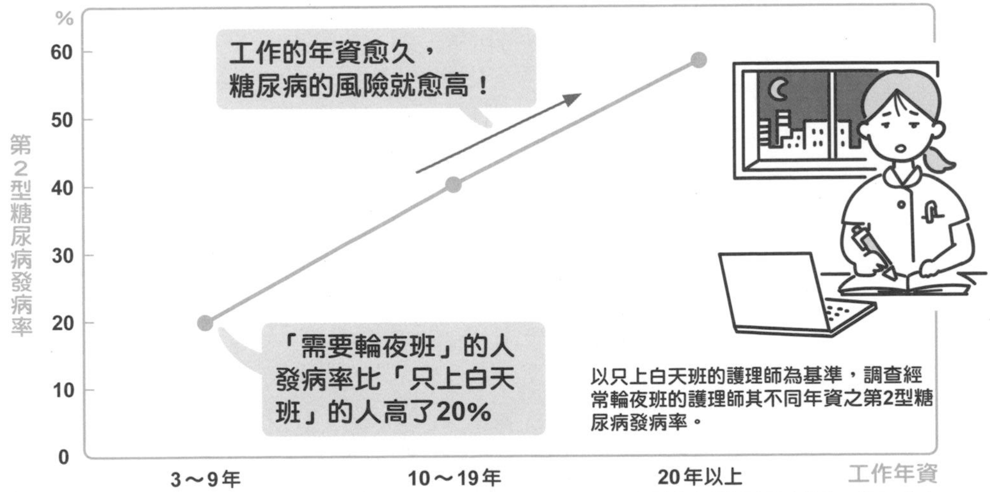

根據美國哈佛大學公共衛生研究所Schernhammer等人所進行之「護理師健康調查」（2015年）

長期持續不規則的睡眠週期，
很可能會提高疾病的發病風險！

28 睡眠不足會讓人對負面情緒產生過度反應

睡眠不足會讓人變得焦躁不開心

人在長期睡眠不足的情況下，脾氣會變得暴躁易怒。

曾有一項調查，是以二十幾歲的年輕人為對象，分別請受試者「連續五天都睡八個小時」以及「連續五天只睡四個小時」，並在之後給受試者們觀看各種人類表情的圖片並觀察其腦部的活動。結果發現，**睡眠時間較短者，在觀看憤怒等不愉快的表情時，情緒很容易變得不開心或不安**（如左圖）。

大腦中的前扣帶迴皮質（Anterior cingulate cortex）及杏仁核，是負責讓情緒不要失控的煞車。不過現在已經發現，當人們處於睡眠不足的狀態時，這些煞車的功能會變得難以發揮。

當自己很容易被周圍的人一些小小的言行舉止所激怒而感到煩躁時，很有可能就是因為睡眠不足。也有報告指出，只要連續兩天睡眠不足，大腦的煞車就會變得難以發揮作用。

此外，根據挪威科學技術大學的研究報告（二〇二〇年），也發現到**當人們睡眠時間減少時，第二天早上正面積極的心情也會減少**。而一旦失去正面的情緒，就有可能造成憂鬱症等多種心理健康的問題。這就是為什麼想要有良好的生活品質，優質睡眠是不可或缺的，因為它能幫助我們擺脫煩躁的情緒，以積極正面的態度面對生活。

睡眠不足會讓人情緒低落？

對14名健康的成年男性進行調查，

充足的睡眠
A
連續5天每天
睡8個小時

睡眠不足
B
連續5天每天
睡4個小時

請受試者間隔2週分別進行A與B兩種睡眠方式，

**並在AB結束後
請其觀看48幅男性及女性做出「恐懼的表情」「幸福的表情」「一般的表情」等不同表情的螢幕畫面，同時利用「功能性磁振造影(MRI)」觀察受試者的腦部活動變化。**

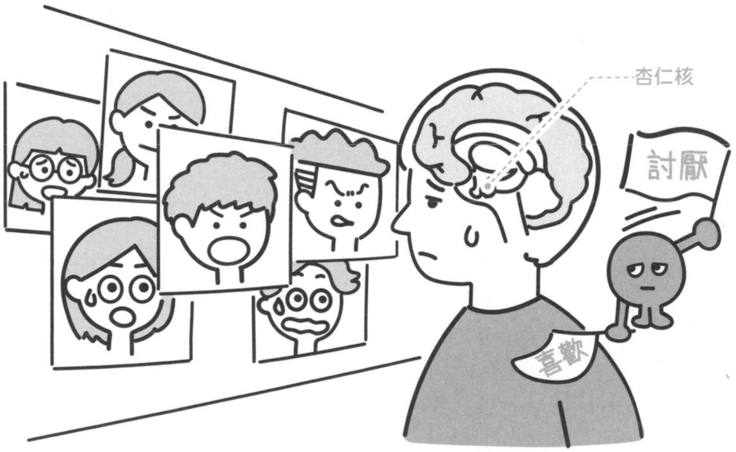

結果發現

睡眠不足
B
連續5天每天
睡4個小時

- **在看到「恐懼的表情」及「憤怒的表情」時，判斷好惡的杏仁核的活動量有增加的現象。**
- **即使看到「幸福的表情」，杏仁核的活動也沒有發生變化。**

日本國立精神、神經醫療研究中心Motomura等人進行之實驗（2013年）

↓

睡眠不足時對於負面的情緒更容易出現反應。

29 愛睡覺的孩子腦部發育得更好！

腦內新生的神經線路是在睡眠中建構而成的

剛出生的小嬰兒幾乎整天都在睡覺，這種現象稱為多階段睡眠，是一種不分晝夜反覆睡著與清醒的睡眠方式。出生二十八天以內的小嬰兒，一天可以睡到大約十六個小時。與成年人不同，小嬰兒睡眠過程中的快速動眼期睡眠非常地長，同時也會出現多次深層的非快速動眼期睡眠（如左圖）。

小嬰兒的腦部，在接受各種不同外界刺激的同時，也在持續建構腦內的神經線路（突觸），**並且會去蕪存菁逐漸完成發育**。這樣的腦部活動主要都是在快速動眼期睡眠時進行，因此從腦部發育的觀點來看，嬰幼兒時期的睡眠是極為重要的。

之後隨著成長發育，醒來的時間會逐漸拉長，到了六歲左右可以在白天持續清醒十四到十五個小時。而到小學畢業時，則已經建立起與成年人相同的睡眠模式。

另一方面，**如果孩童在睡眠時間不夠充足的情況下成長，則會對腦部的發育帶來不良影響**。實際上，在某些睡眠不足的孩童身上，也已有出現與發展障礙中的注意力不足過動症（ADHD）或學習障礙（LD）孩童類似症狀的案例。

近年來，由於網路發達等因素，孩童的睡眠不足已經成為問題。如何讓孩童擁有足夠的睡眠，將是社會要面對的重要課題。

嬰兒整天都在睡覺是為了讓腦部能夠正常發育？

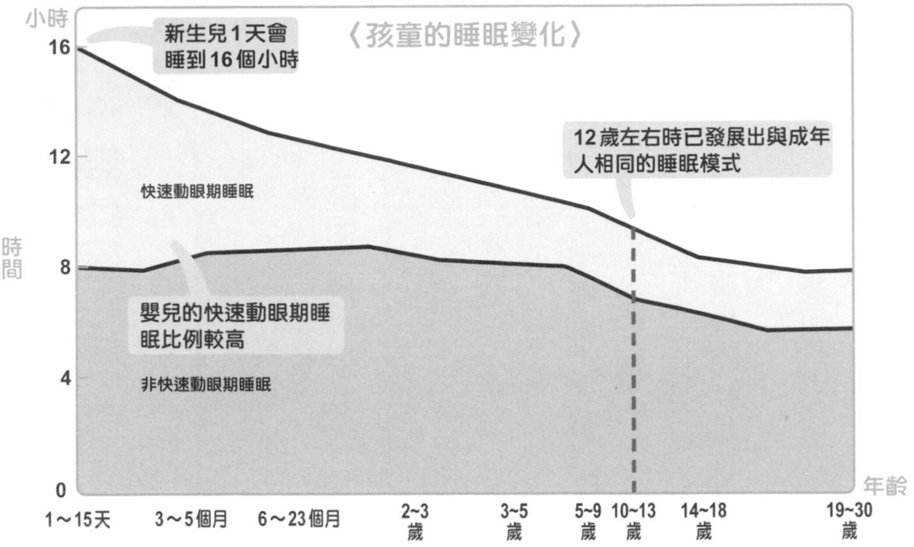
小時
16
12
8
4
0
時間
新生兒1天會睡到16個小時
〈孩童的睡眠變化〉
12歲左右時已發展出與成年人相同的睡眠模式
快速動眼期睡眠
嬰兒的快速動眼期睡眠比例較高
非快速動眼期睡眠
年齡
1～15天
3～5個月
6～23個月
2~3歲
3~5歲
5~9歲
10~13歲
14~18歲
19~30歲

改編自美國哥倫比亞大學Roffwarg等人之報告（1966年）

可能是因為新的神經線路要在睡眠過程中形成，
所以小嬰兒才經常都在睡覺！

在我們的一生中，睡眠不斷地在改變

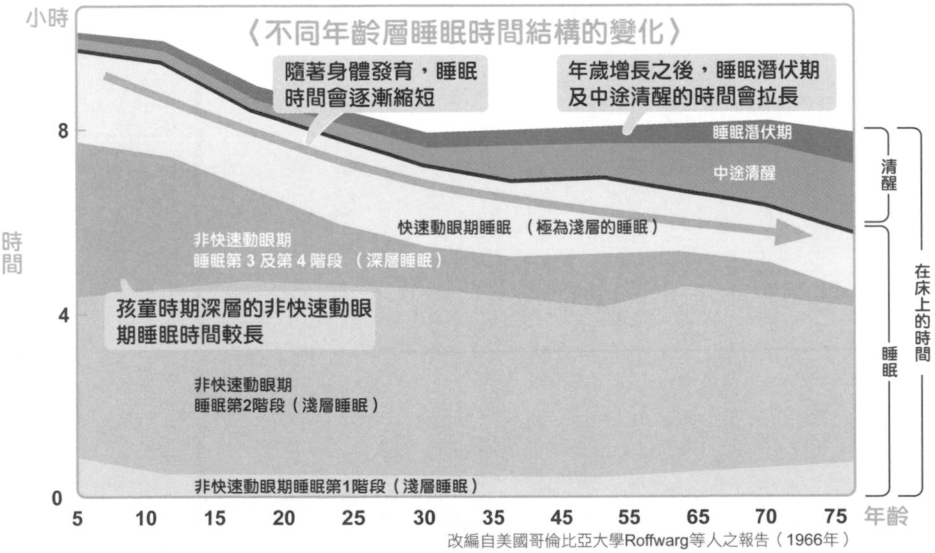
小時
8
4
0
時間
〈不同年齡層睡眠時間結構的變化〉
隨著身體發育，睡眠時間會逐漸縮短
年歲增長之後，睡眠潛伏期及中途清醒的時間會拉長
睡眠潛伏期
中途清醒
清醒
快速動眼期睡眠 （極為淺層的睡眠）
非快速動眼期睡眠第3及第4階段 （深層睡眠）
孩童時期深層的非快速動眼期睡眠時間較長
非快速動眼期睡眠第2階段（淺層睡眠）
非快速動眼期睡眠第1階段（淺層睡眠）
睡眠
在床上的時間
5 10 15 20 25 30 35 45 55 65 70 75 年齡

改編自美國哥倫比亞大學Roffwarg等人之報告（1966年）

孩童時期「充足的睡眠時間」「充足的快速動眼期睡眠」以及「優質的非快速動眼期睡眠」對於「突觸的發育」及「情緒反應及學習能力的提升」特別有效！

30 為什麼老年人特別早起？

隨著生理時鐘提前會變得很早睡且睡眠很淺

人在邁入高齡後很容易變得早睡早起，而且和年輕時期相比，睡眠通常也會有變淺的趨勢。

這是因為年齡增長會對生理時鐘造成莫大影響。**像是體溫或內分泌等與睡眠息息相關的人體機能，其節律會向前偏移，也就是誤差會提前，所以才對睡眠造成了巨大的影響。**

而且，由於控制睡眠週期的褪黑激素分泌量減少，所以入睡時深層體溫也會變得比較不容易下降。

實際上，人在邁入高齡之後，睡眠會變成深層非快速動眼期睡眠短、淺層快速動眼期睡眠長的睡眠模式，因此，只要有尿意或微小的噪音就很容易讓人醒來，整個晚上會起床好幾次，一直到早上都沒辦法睡得很熟。

有一種說法認為，因為高齡者白天的活動量減少，所以只需要短時間的睡眠就夠了，但其實並非如此。**有調查結果顯示，對於愈是沒有午睡習慣的人來說，短時間睡眠造成失智症的發病風險就愈高。**所以如果在晚上無法長時間睡覺的話，最好白天要進行午睡，以確保有足夠的睡眠時間。

此外，一旦非快速動眼期睡眠的時間減少，增加骨質密度的生長激素分泌量也會減少，所以骨質會變得比較疏鬆而容易骨折。而雖然骨骼力量變弱是典型的老化現象之一，但其實睡眠也可以說是一種維持及改善的方法。

年輕人與高齡者在睡眠模式上的差異

隨著年齡增長睡眠模式會出現這樣的變化！

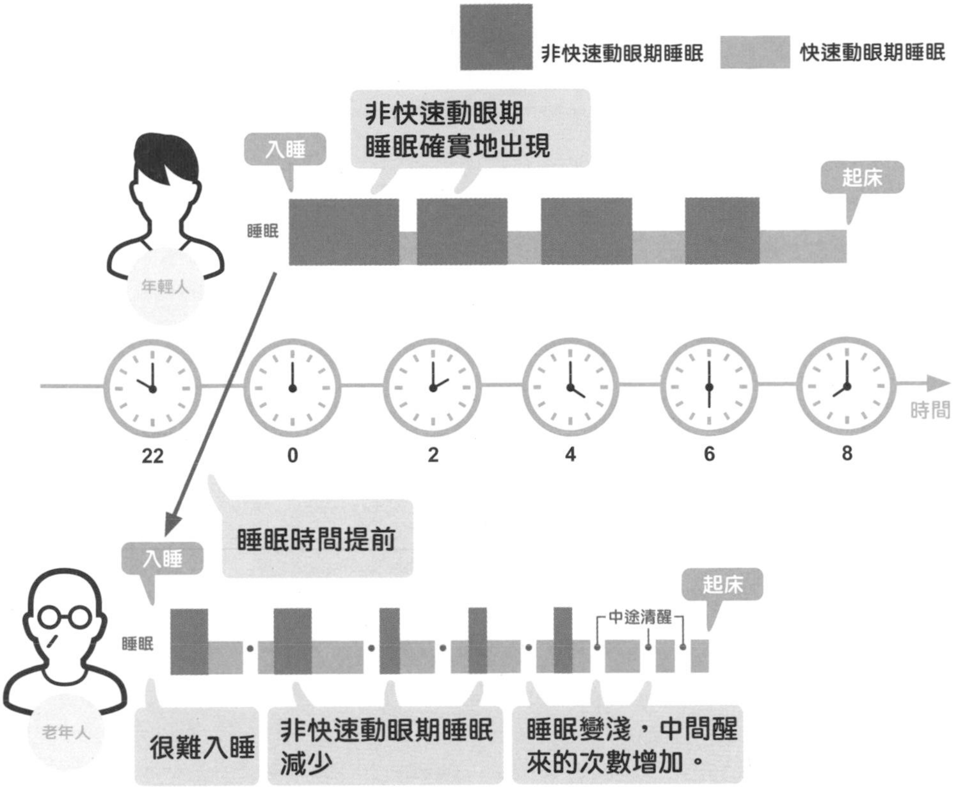

在邁入高齡之後……

- 很難入睡，睡眠潛伏期變長。
- 睡眠很淺，隨便一點動靜就會讓人醒來。
- 不容易長時間熟睡。
- 睡眠時間變短。

↓

骨質疏鬆症及失智症的發病風險提高。
利用白天午睡來確保睡眠量也是有效的預防方法！

COLUMN 2 半夜出現異常行為的原因是腦部不平衡!?

有一種睡眠障礙的特徵是睡著之後出現怪異的行為，這種睡眠障礙在分類上統稱異睡症（Parasomnia），代表性疾病包括夢遊症、夜驚症（睡眠驚恐疾患）、夢魘、快速動眼期睡眠行為異常等。

睡著的孩子突然站起來四處遊走或是大吵大鬧，醒來之後本人卻沒有任何印象的症狀屬於夢遊症。在深睡中的非快速動眼期睡眠期間突然驚醒，心跳及呼吸急促，大聲喊叫或哭泣的症狀則屬於夜驚症。夢魘的特徵則是在快速動眼期睡眠時做了恐怖或不安的惡夢，且醒來後通常能清楚記得夢境的內容。

這些症狀在孩童身上較為常見，並且大多都會隨著成長發育而逐漸消失，也就是屬於所謂的良性異睡症。會有這種情況，是因為在大腦的發育期間，大腦各個與睡眠調節相關的部位在發育過程中產生了差異所致。例如睡眠時調節肌肉緊張度的功能沒有正常作用時，會導致人在睡眠中出現身心或運動的解離現象，這或許有可能就是異睡症發病的原因。

快速動眼期睡眠行為異常，是患者會在快速動眼期睡眠期間大聲說話（有時候具有攻擊性），以及經常做出暴力行為（揮舞手臂、拳打腳踢）。由於這些行動是把夢境中的行為表現出來，所以不會有經常出現在快速動眼期睡眠中的肌肉鬆弛狀態。這種疾病不會發生在孩童身上，大多發生在高齡者，特別是患有帕金森氏症或阿茲海默症等神經退化性疾病的患者。

異睡症很容易給人是孩童特有睡眠障礙的印象，但其中的快速動眼期睡眠行為異常卻是高齡者常見的症狀。可見一旦大腦中與睡眠調節相關的各個部位失去平衡，不論是孩童還是老人都有可能發生異睡症，這點十分值得深入探討。

文・西野精治

西野精治《睡眠障礙 以科學之力克服現代的國民病》，角川新書，2020。

第3章

今晚開始睡得香甜
提高「黃金九十分鐘」
睡眠質量的祕訣

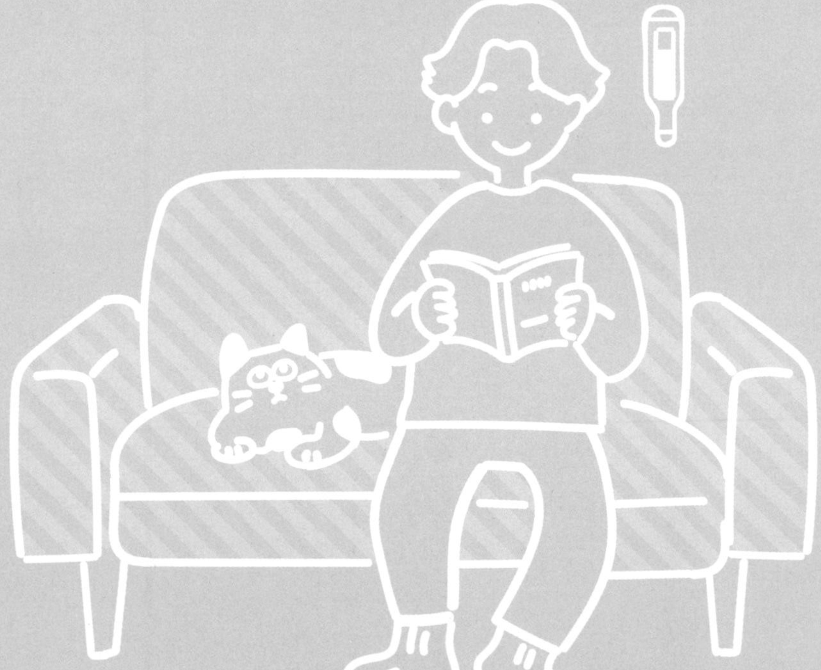

31 確實掌握睡眠的黃金九十分鐘！

「晚上睡覺、早上起床」的節律不可違逆

睡眠的品質，取決於睡著後第一次出現的非快速動眼期睡眠，也就是所謂的「黃金九十分鐘」（請參照第五十四頁）。只要一開始能出現理想的深層非快速動眼期睡眠，之後的睡眠節律就能正常運作，早上起床時也就能神清氣爽。

方法很簡單，**請在晚上睡意來臨的時候上床睡覺**。睡眠受到人體恆定性與晝夜節律的支配，早晨來臨時醒來，夜晚來臨時睡覺，是極為自然的現象。然而，有許多人經常熬夜或徹夜不眠，忽視了這兩個掌管睡眠的系統。

舉例來說，熬夜工作的人就算在清晨時分終於準備上床去睡覺了，仍處於興奮狀態的大腦卻極難進入能睡著的狀態。再加上清晨也是大腦開始清醒的時間，因此即使睡著後，深層的非快速動眼期睡眠也不會來臨，醒來後的精神狀態也不會很好。

如果真的非得要熬夜的話，最好在一開始睡意來臨的時候先睡一覺，接著在度過「黃金九十分鐘」後的快速動眼期睡眠來臨時起床。在這一百分鐘左右的短時間睡眠中，身體能獲得最初的非快速動眼期睡眠，應該能達到最低限度的人體維護功能。

晚上覺得想睡的時候就去睡覺——這個理所當然的事，卻比什麼都重要。

恆定性與晝夜節律兩者共同產生睡意

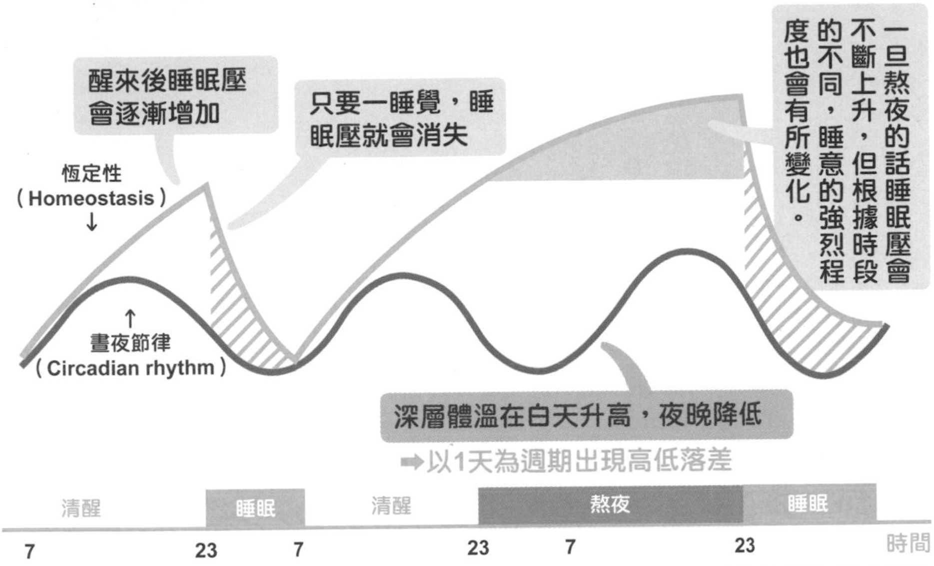
醒來後睡眠壓會逐漸增加
只要一睡覺，睡眠壓就會消失
一旦熬夜的話睡眠壓會不斷上升，但根據時段的不同，睡意的強烈程度也會有所變化。
恆定性（Homeostasis）↓
↑晝夜節律（Circadian rhythm）
深層體溫在白天升高，夜晚降低
➡以1天為週期出現高低落差
清醒
睡眠
清醒
熬夜
睡眠
7
23
7
23
7
23
時間

改編自《史丹佛大學教授教你養成熟睡的習慣》（PHP新書）

史丹佛大學式的最佳小睡方法！

如果非得要工作或念書到半夜的時候……

✕ 一直撐到半夜，直到清晨才睡覺。

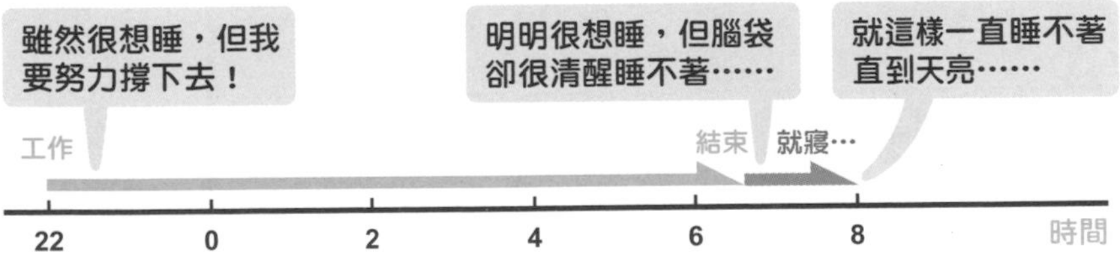
雖然很想睡，但我要努力撐下去！
明明很想睡，但腦袋卻很清醒睡不著……
就這樣一直睡不著直到天亮……
工作
結束
就寢…
22
0
2
4
6
8
時間

○ 感覺到睡意的時候先小睡100分鐘。

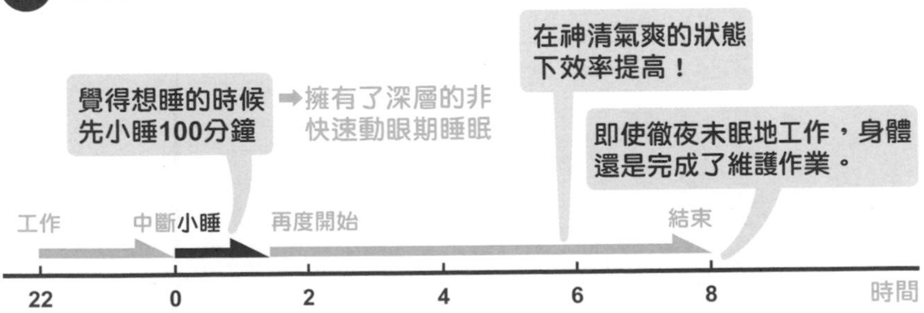
覺得想睡的時候先小睡100分鐘
➡擁有了深層的非快速動眼期睡眠
在神清氣爽的狀態下效率提高！
即使徹夜未眠地工作，身體還是完成了維護作業。
工作
中斷
小睡
再度開始
結束
22
0
2
4
6
8
時間

雖然✕與○都是一樣的工作時間及睡眠時間，
但不對抗睡意先小睡一下的方法可以更順利地進行！

32 即將入睡前出現的睡眠禁區

很難早睡是身體的自然系統問題

如果白天一直保持清醒的話，睡眠壓就會不斷上升，讓人自然地變得想睡。這樣看來，即將入睡前的那段時間應該是睡眠壓最高的時候。

然而，根據一項睡眠實驗的結果顯示，如果將一天的時間以二十分鐘（清醒與睡眠的一個週期）為單位進行區隔並觀察哪一個時段受試者最容易入睡，會發現**在平常就寢時間的兩個小時之前到即將就寢為止的這段時間裡，是最難睡著的時段**，這個大腦拒絕睡著的時段稱為睡眠禁區（forbidden zone for sleep，如左圖）。

為了壓抑從傍晚開始高漲的睡意讓人在夜晚也能活動，體內的清醒力會開始作用，於是在睡眠壓高漲的就寢前那段時間，會出現強烈抗拒睡眠的現象，稱為睡眠禁區。因為明天要早起所以比平常早了一到兩個小時上床，結果卻怎麼樣也睡不著，這就是因為踏入了睡眠禁區的時段。

其實，與其勉強自己提早上床睡覺，還不如在平常就寢的時間上床，然後早上早一點起來，雖然這樣睡眠時間縮短了，但還是能維持住睡眠品質。

為了維持睡眠品質，首先要做的是決定好起床的時間。**只要下定決心一定要在第二天早上的幾點起床，那麼產生睡意的時間也就等於已經決定好了**。而當就寢時間定下來後，睡眠模式也可以因此確立下來，這麼一來，也就能順利進入睡眠的「黃金九十分鐘」了。

就寢前的那2個小時腦袋反而會特別清醒！

將1天以20分鐘為單位分成多個區塊，
並將睡眠狀態的資料以曲線表示，可以發現……

每20分鐘的試驗內容為「13分鐘醒來，7分鐘睡覺」，
觀察這7分鐘的睡眠時間裡
「睡著的頻率」來測量睡意的強烈程度（下圖藍色曲線）。

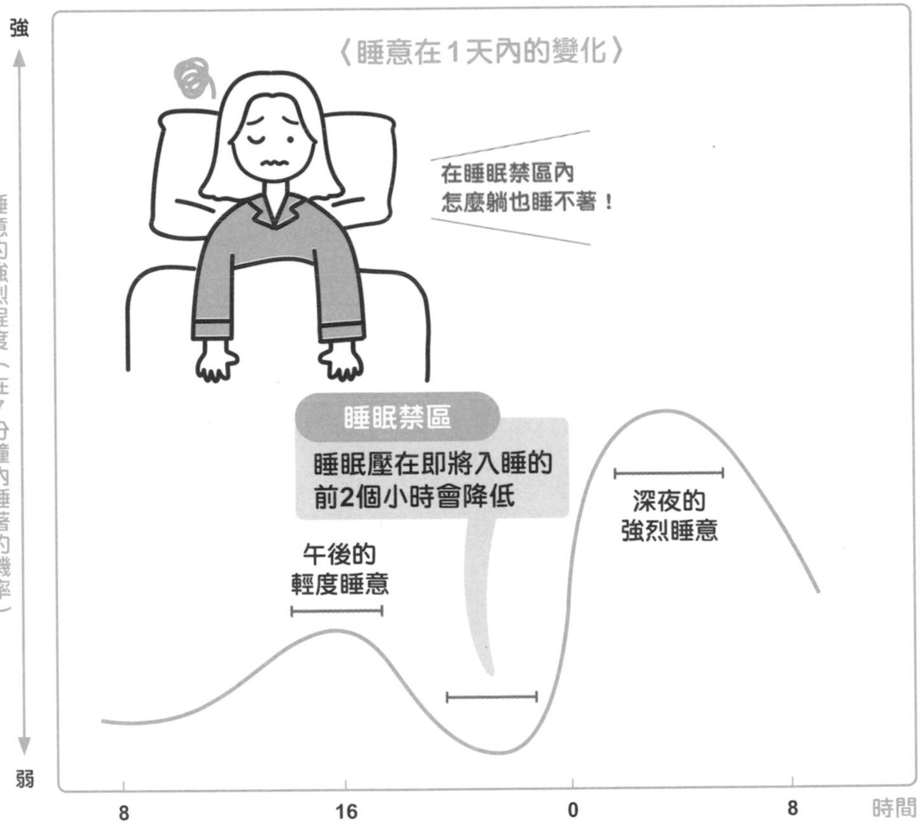

強
弱
睡意的強烈程度（在7分鐘內睡著的機率）
〈睡意在1天內的變化〉
在睡眠禁區內
怎麼躺也睡不著！
睡眠禁區
睡眠壓在即將入睡的
前2個小時會降低
午後的
輕度睡意
深夜的
強烈睡意
8
16
0
8
時間

根據以色列工科大學Lavie等人之報告（1986年）

舉例來說，每天半夜12點睡覺的人，在晚上10點～12點之間最難入睡。

這個時段稱為「睡眠禁區」，
一過了這段時間睡意就會急遽變強！

33 入睡能力與清醒能力是成套進行作用的

清醒與睡眠的關鍵在於掌握住食慾素（Orexin）！

一講到睡眠，大家很容易只想到睡覺這件事，但其實白天的清醒狀態也非常重要！

如果我們有睡飽的話，白天就能持續清醒十四到十六個小時，這是因為名為食慾素的神經傳導物質有在活躍作用的關係。

食慾素的活動會根據晝夜節律（Circadian rhythm）而變動，白天會在腦內活躍地作用，而隨著夜晚到來則是會逐漸減弱。接著，夜晚的睡眠壓會大於食慾素的作用，然後讓人入睡。

作者的研究團隊就已發現睡眠障礙之一的猝睡症（Narcolepsy），其發病的原因就是因為患者缺乏了食慾素。猝睡症是一種睡魔突然來襲的嗜睡症，目前已知這其實是因為無法長期保持清醒而導致的發作性睡眠（詳情請參考第一百頁）。

在一項以小鼠為實驗對象，對製造食慾素的神經細胞給予或抑制光刺激，會發現可以讓原本還在睡覺的小鼠瞬間清醒，也可以讓小鼠瞬間睡著。

如果可以對特定的神經細胞給予光刺激來控制清醒和睡眠的話，或許就不會有失眠的煩惱了，可惜的是直到如今這種方式還不能應用到人類身上，不過，光的成分對於睡眠與清醒的確是非常重要的刺激。

影響腦部清醒狀態的神經傳導物質

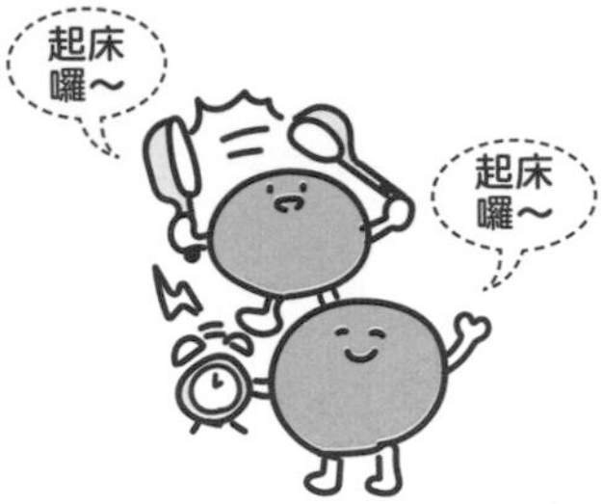

食慾素　組織胺
正腎上腺素　多巴胺

有助於清醒的神經傳導物質。

白天

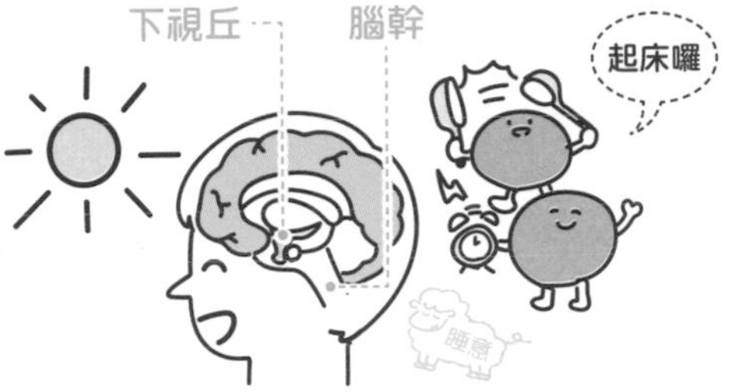

位於下視丘外側區的食慾素神經細胞，會活化位於下視丘後方的組織胺神經細胞、位於腦幹的正腎上腺素神經細胞及多巴胺神經細胞的活動。

↓

食慾素及組織胺的
強力作用
能維持腦部的清醒狀態。

睡眠禁區

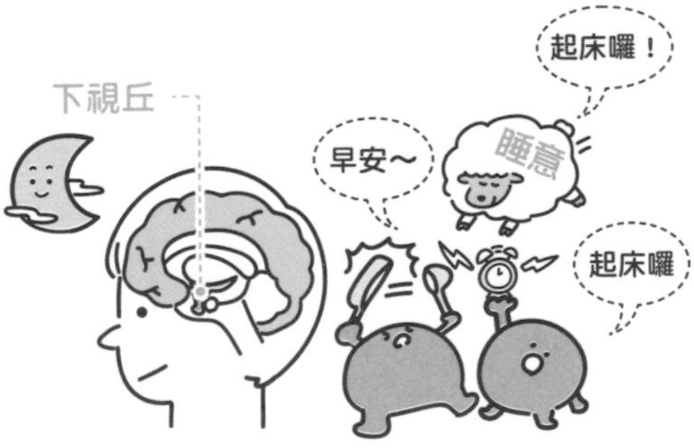

睡眠壓雖然升高，但位於下視丘外側區域的食慾素神經細胞會強力地作用來對抗睡眠壓。

↓

由於食慾素及組織胺等
清醒神經元的活動
高於睡眠壓，所以可以維持
在清醒狀態。

睡眠中

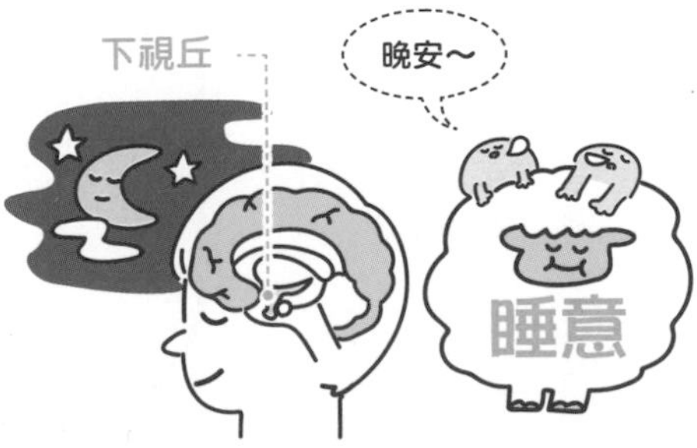

位於下視丘腹外側的GABA神經細胞開始作用，抑制與清醒相關的食慾素及組織胺等神經元的活動。

↓

睡眠壓變強，
能夠維持睡眠狀態。

34 體溫的變化引導我們進入絕佳的睡眠

成功進入睡眠的關鍵點在於深層體溫與皮膚溫度之間的溫差！

對於入睡及起床都感到困擾的人，可以注意一下自己的體溫。由於體溫受到晝夜節律（Circadian rhythm）的影響，會在一天之內出現上上下下的變化。

一般說到人的體溫會「白天時升高，夜晚時降低」，其實這種情形只限於深層體溫（身體內部的溫度）的變化，皮膚溫度（身體表面的溫度）則正好相反，其變化的情形是「白天時降低，夜晚時升高」（如左圖）。

此外，健康的人在清醒時深層體溫和皮膚溫度相比最多可以高出兩度，所以如果深層體溫是三十六點五度的人，皮膚溫度大約落在三十四點五度。

而在**想睡覺的時候會覺得手部熱熱的，是因為入睡前集中在四肢末梢的微血管及動靜脈交會處在進行散熱的緣故。透過散熱的作用，能降低身體的深層體溫。**此時深層體溫會比清醒時低了約零點三度，下降到三十六點二度，如此一來與皮膚溫度之間的溫差就縮小了。

這個「溫差縮小的現象」就是能夠入睡的關鍵。睡意雖然會隨著深層體溫下降而逐漸變強，但光是這樣並不足夠。

而在深層體溫與皮膚溫度之間的溫差縮小之後，會更進一步加強睡意讓人更容易入睡，同時也會帶來睡眠的「黃金九十分鐘」。

深層體溫與皮膚溫度之間的溫差縮小後會讓人變得更想睡！

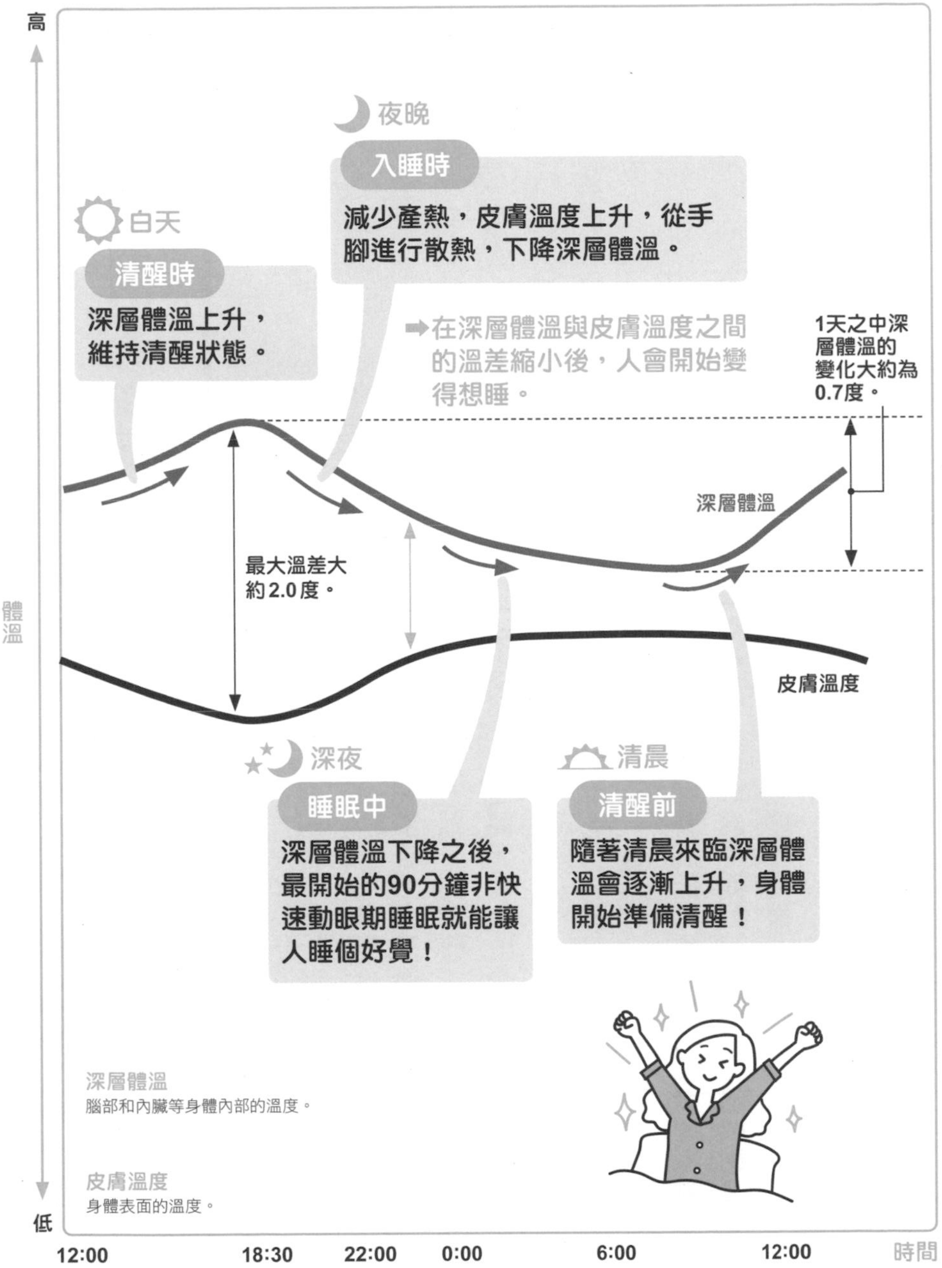
高
體溫
低
白天
清醒時
深層體溫上升，維持清醒狀態。
夜晚
入睡時
減少產熱，皮膚溫度上升，從手腳進行散熱，下降深層體溫。
➡在深層體溫與皮膚溫度之間的溫差縮小後，人會開始變得想睡。
1天之中深層體溫的變化大約為0.7度。
深層體溫
最大溫差大約2.0度。
皮膚溫度
深夜
睡眠中
深層體溫下降之後，最開始的90分鐘非快速動眼期睡眠就能讓人睡個好覺！
清晨
清醒前
隨著清晨來臨深層體溫會逐漸上升，身體開始準備清醒！
深層體溫
腦部和內臟等身體內部的溫度。
皮膚溫度
身體表面的溫度。
12:00
18:30
22:00
0:00
6:00
12:00
時間

改編自《史丹佛大學式的最佳睡眠》（SUNMARK出版）

深層體溫與皮膚溫度的變化是完全相反的。
當溫差縮小時睡意會增加，讓人更容易入睡。

35 立刻就能睡著的開關❶

利用泡澡或穿襪子來控制深層體溫

洗澡能讓體溫「上升、下降、縮小差距」

想要擁有優質的睡眠，就必須縮小深層體溫與皮膚溫度之間的溫差。為了達到這個目的，最有效的方法就是**泡澡**。

皮膚溫度與深層體溫相比更容易產生變化，將手放入冷水就會變冷，放入溫水就會變熱，但儘管如此，由於人體恆定性（Homeostasis）會維持體溫穩定的緣故，即使泡在四十度的洗澡水裡，體溫也不可能上升到同樣的溫度，頂多只會上升零點八到一點二度的範圍。

另一方面，由於深層體溫的熱度被具有阻隔性的肌肉及脂肪等組織所包覆，所以不太會受到周圍的影響。

不過泡澡確實具有讓深層體溫上升的效果。實際上，在作者等人所進行的實驗中，**以四十度的溫水泡澡十五分鐘後，測量深層體溫可發現上升了零點五度。而深層體溫大幅上升的部分，之後也會大幅下降**。如此一來，就縮小了深層體溫與皮膚溫度之間的溫差，讓人能夠更容易入眠。

上升零點五度的深層體溫要恢復原狀，然後再下降，需要花九十分鐘以上的時間。也就是說，**如果在就寢前九十分鐘泡個澡讓深層體溫上升的話，在準備睡覺的時候深層體溫也剛好降下來，我們就可以順利入睡了**（如左圖）。

若是沒有時間泡澡的話，利用泡腳或穿襪子來溫暖雙腳也是一種方法。

促進睡眠的體溫開關❶ 在就寢前90分鐘泡澡

對於在晚上12點睡覺的人來說，這是理想的方式。

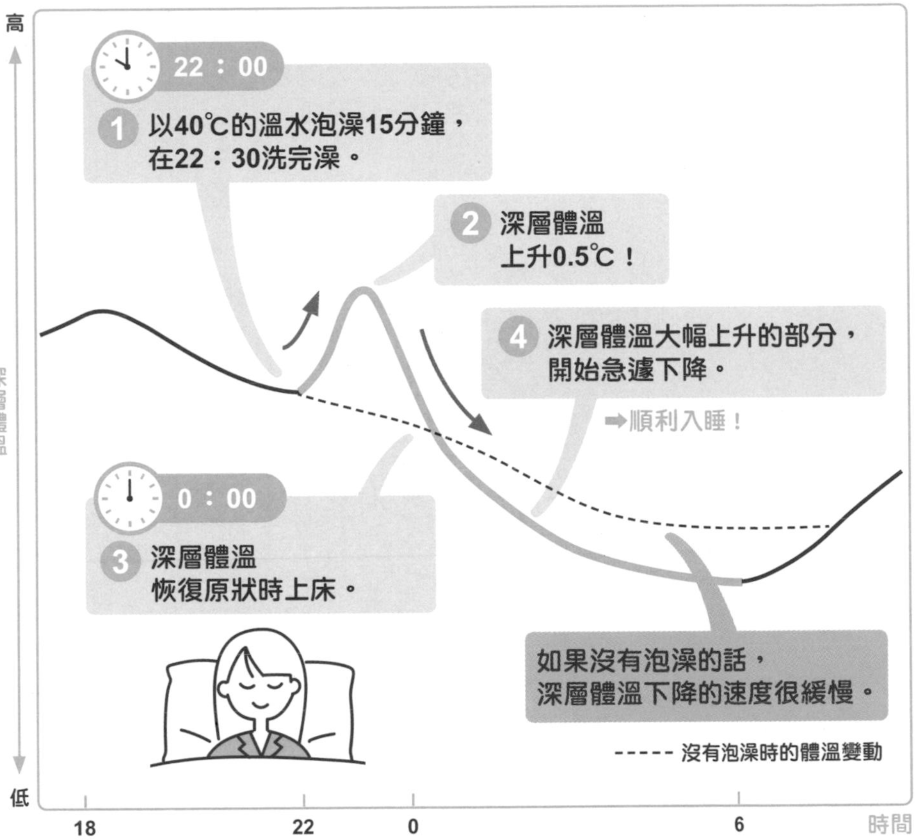

改編自《史丹佛大學式的最佳睡眠》（SUNMARK出版）

利用泡澡來控制體溫開關的注意事項

- **深層體溫上升的幅度愈大，下降得就愈多，所以也就**更容易入睡。
- **深層體溫恢復到原狀需要時間，所以**在預定入睡時間的90分鐘前就要完成入浴。
- **就即將就寢前的泡澡會讓深層體溫來不及下降完畢，**反而會妨礙睡眠。
- 如果就寢前沒有90分鐘的空檔，建議採取淋浴方式洗澡比較好。

促進睡眠的體溫開關❷ 就寢前的泡腳

泡腳能促進腳部的血液循環，發揮散熱的作用！

推薦的泡腳方法

- 就寢前30～60分鐘進行。
- 使用40～42℃的溫水。
- 浸泡10～15分鐘。
- 也可以加入薰衣草等讓人放鬆的香氛入浴劑。

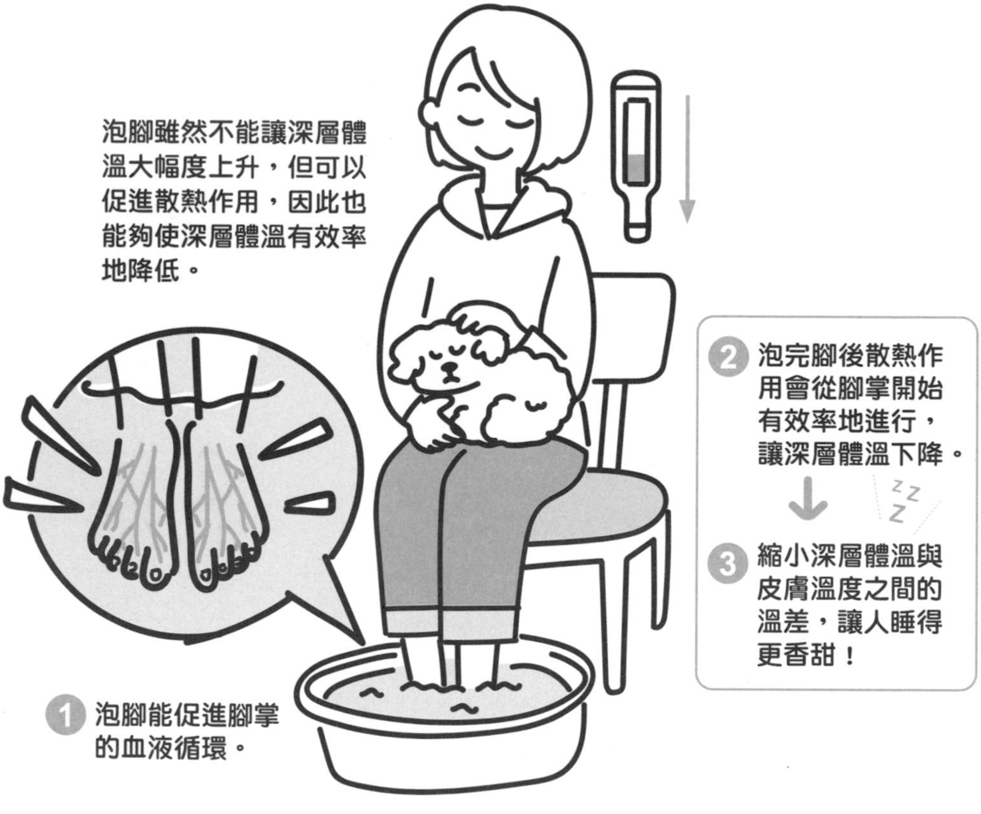
泡腳雖然不能讓深層體溫大幅度上升，但可以促進散熱作用，因此也能夠使深層體溫有效率地降低。
❶ 泡腳能促進腳掌的血液循環。
❷ 泡完腳後散熱作用會從腳掌開始有效率地進行，讓深層體溫下降。
❸ 縮小深層體溫與皮膚溫度之間的溫差，讓人睡得更香甜！

泡澡雖然可以讓深層體溫上升及下降，但需要花90分鐘的時間，而泡腳則只需要短短的時間就能快速產生良好的效果！

促進睡眠的體溫開關❸ 就寢前穿襪子

因為手腳冰冷而睡不著的人，其手腳的微血管都是收縮的狀態。
穿襪子可以溫暖腳部促進血液循環，進而促進散熱作用！

推薦的穿襪方法

- 就寢前1～2個小時開始穿襪子。
- 襪子應選擇寬鬆不勒腳的大小。
- 可選擇羊毛等天然材質。
- 做一做腳部的伸展運動或按摩，可以更加促進血液循環！

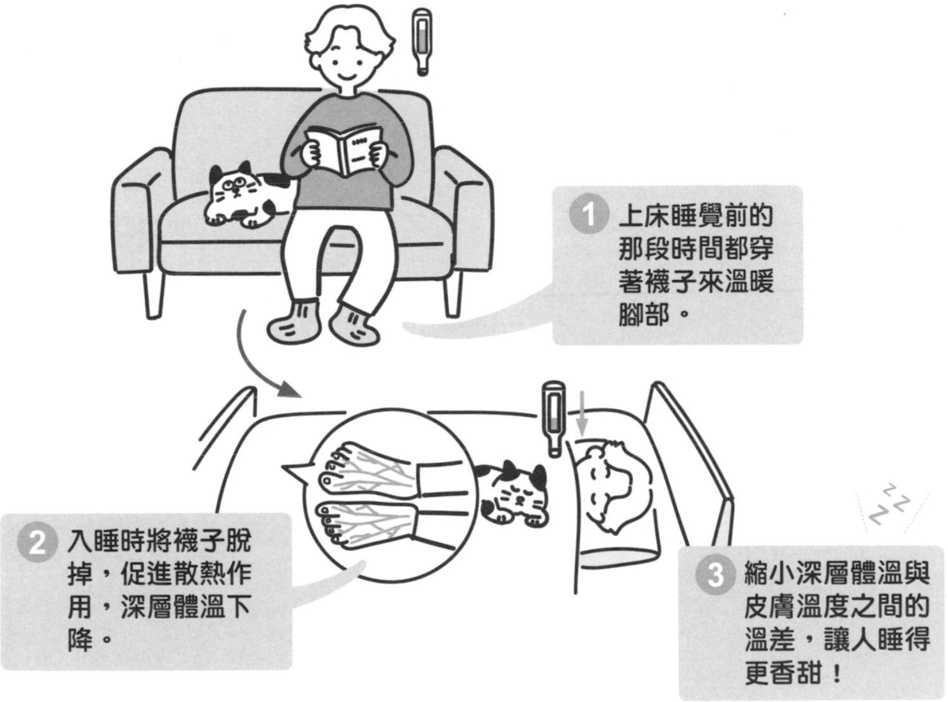

❶ 上床睡覺前的那段時間都穿著襪子來溫暖腳部。
❷ 入睡時將襪子脫掉，促進散熱作用，深層體溫下降。
❸ 縮小深層體溫與皮膚溫度之間的溫差，讓人睡得更香甜！

睡覺前將襪子脫掉可以讓人睡得更香甜！

注意！

雖然有些人習慣穿著襪子睡覺，
但因為這樣會阻擋散熱，
反而會妨礙入睡。所以請大家記得，
襪子只要穿到入睡前就好，睡覺時要脫掉喔！

36 立刻就能睡著的開關②
將腦部轉變為睡眠模式的單調行為

睡覺之前儘量不要想一些多餘的事情

對腦部的刺激也是優質睡眠的大敵。擔心、煩憂或是直到睡前都還在工作或玩手機遊戲的話，腦部會持續維持在興奮狀態而難以入睡。

有實驗報告指出，將小鼠從原本住慣的籠子移到新的籠子時，小鼠會有不容易睡著的現象。人類也是一樣，因為環境變化造成壓力而難以入睡的情形十分常見。

此外還有因為炎熱或寒冷而睡不著、太亮了而睡不著或是太吵了而睡不著，妨礙睡眠的環境因素可說是各式各樣。就像有的人怕熱、有的人怕冷一樣，什麼刺激屬於強烈刺激也是因人而異。

大腦對於細微的環境變化或刺激也會產生反應，因此，**睡前應該儘量避免去想一些花費腦力或是多餘的事情**。然而愈是叫你不要想，卻常反而會更容易去想東想西。

相反地，我們在搭乘電車看著外面一成不變的風景時，或者是看一本艱澀難懂的書籍時，還有看著安靜的電影時，往往會不知不覺地睡著。**這是因為腦部在單調（monotonous）的狀態下會因為無聊而變得想睡**。

雖然在我們的日常生活裡並不是很喜歡無聊的感覺，但為了睡個好覺，無聊也可說是很有意義的一件事情呢！

通往睡眠的腦部開關❶ 正向的例行公事

入睡之前進行一些例行公事可以減少思慮，讓人更容易入睡！將容易影響到睡眠的幾個因素如「時間」「寢具」「服裝」「光線」「溫度」「聲音」，事先建立其例行的模式。

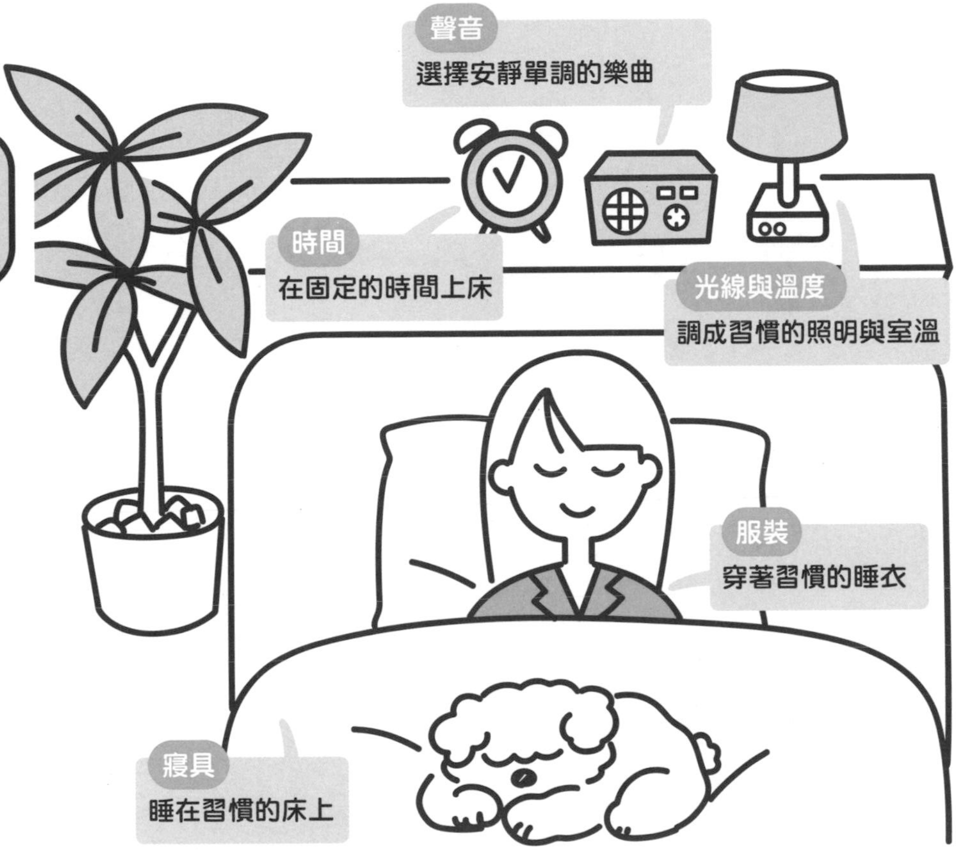

聲音
選擇安靜單調的樂曲
時間
在固定的時間上床
光線與溫度
調成習慣的照明與室溫
服裝
穿著習慣的睡衣
寢具
睡在習慣的床上

注意！

如果是平常就習慣在睡前看書或看電影的人，不用改變原有的行為模式也沒關係。只是記得要避免動作片等刺激性強的事物，以免腦部無法休息。

通往睡眠的腦部開關❷ 數羊

怎麼樣都睡不著的時候，可以試著用英語數著「Sheep、Sheep、Sheep……」，如此一來，可以讓腦部進入單調的狀態。

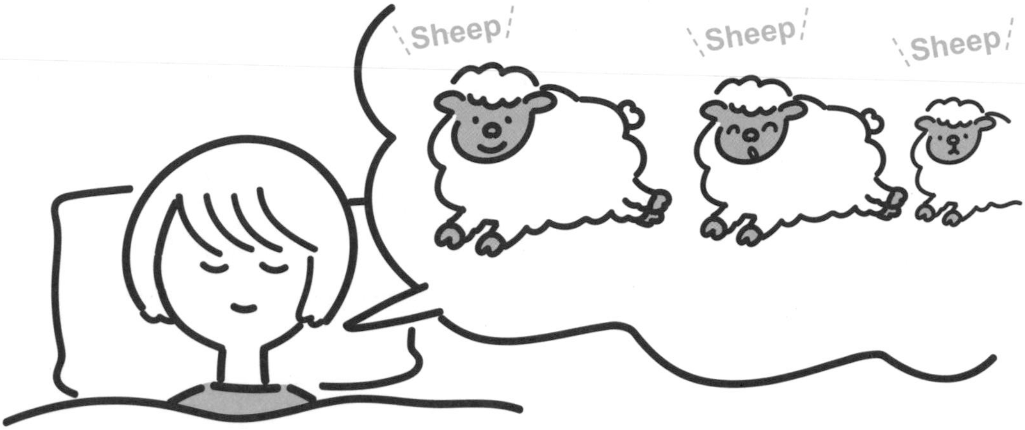

若是用中文數著

1隻羊、
2隻羊……

促進睡眠的效果會比較差。

「Sheep」的發音簡單，
再加上氣音般的聲音，
能夠更自然地讓大腦進入單調的領域。

單調無聊的事

- 艱澀難懂的書
- 古典音樂
- 一成不變的風景
- 古典表演藝術
- 安靜的電影
- 晃動的火焰

是否會有單調的感覺因人而異，
大家可以找找看最適合自己的事物。

通往睡眠的腦部開關❸ 1／f振動

規律的節奏	1／f振動	不規則隨機的節奏
時鐘的秒針 馬達聲 節拍器	↓	工程噪音 雨聲 防雨窗的震動

「1／f振動」是一種無法預測的不規則音波振動，也可以說是一種「規律的聲響」與「不規則隨機的聲響」形成和諧的狀態。沉浸在「1／f振動」裡可以促進大腦放鬆，讓人昏昏沉沉地睡著！

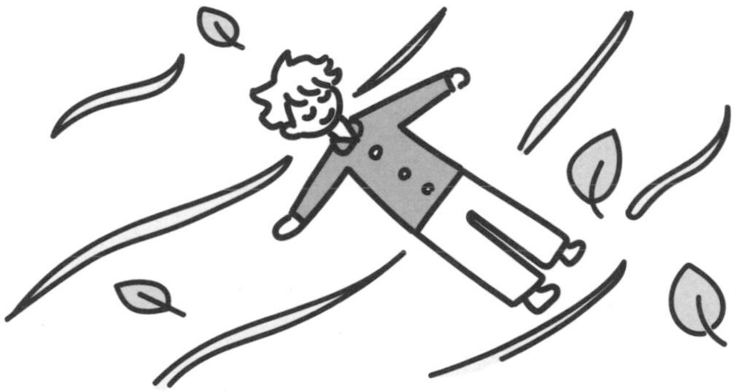

周遭的1／f振動

- 蠟燭等搖晃的火焰
- 古典音樂
- 蟲鳴　●鳥叫
- 海浪拍打聲
- 穿透樹葉間隙照下的陽光
- 小溪的潺潺水聲

在生活中加入這些1／f振動，讓自己變得更好睡。

37 立刻就能清醒的開關①

陽光能夠重新設定我們的生理時鐘

沐浴在早晨的光線（藍光）能夠切換身體的活動模式

生物體內的晝夜節律（Circadian rhythm）與地球的節律之間，其實是有差異的。

有一項實驗報告指出，**晝夜節律為一天二十三點七個小時的小鼠，如果讓牠們在沒有光線的狀態下生活，開始活動的時間會每天慢慢向前偏移**（一天約十八分鐘）**，一個月之後原本是夜行性的小鼠會變成在白天活動**。像小鼠這種不受地球節律影響，僅根據生理時鐘生活的狀態，稱為自主生理時鐘（free running）。

人要根據自主生理時鐘生活，就必須去除陽光等時間的因素。有極少數全盲者就是在自主生理時鐘的運作下生活。

從這個實驗我們得知，光線會調節每一天在生理時鐘上的偏移。當眼睛看到早上的光線後，會將訊息傳送到大腦視交叉上核，送出重新設定晝夜節律的指令。

太陽光裡各種波長的光線大致等量，其中**藍光**（三百八十至五百ｎｍ）**靠近波長短的紫外線，含有強烈的能量，能輕易抵達眼睛深處的視網膜，對於清醒具有很大的影響力**。特別是四百七十ｎｍ的波長，能強烈抑制褪黑激素的分泌，這種荷爾蒙具有促進睡眠的效果。

總結來說，起床後立刻沐浴在陽光下是一件很舒服的事，能夠驅散睡意，提高一整天的活動能力。

讓人清醒的光線開關 沐浴在朝陽下

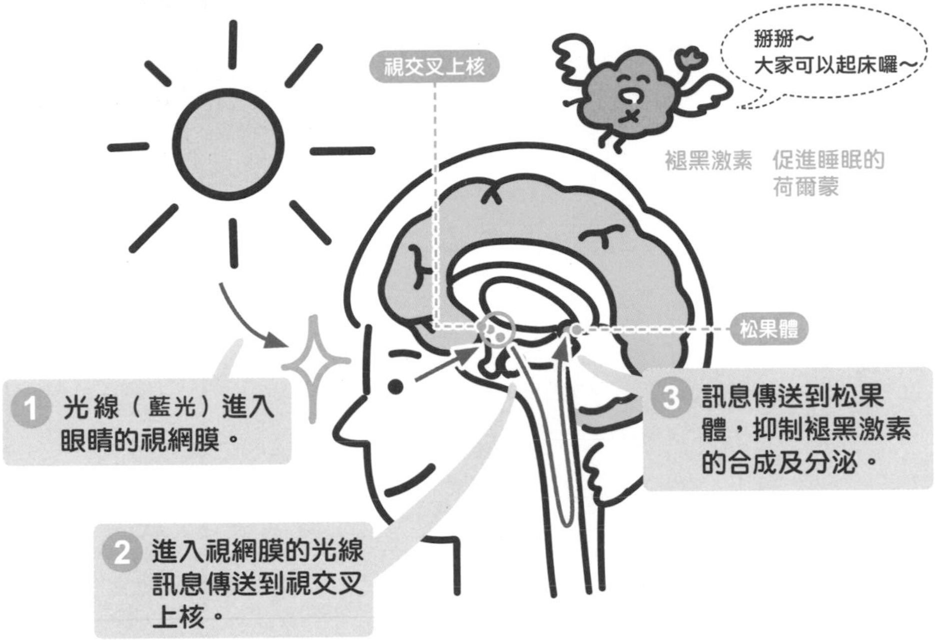

視交叉上核
掰掰～
大家可以起床囉～
褪黑激素 促進睡眠的荷爾蒙
松果體
1 光線（藍光）進入眼睛的視網膜。
2 進入視網膜的光線訊息傳送到視交叉上核。
3 訊息傳送到松果體，抑制褪黑激素的合成及分泌。

由於促進睡眠的褪黑激素分泌量減少，生理時鐘被重新設定！

- **沐浴在早晨的陽光下，只需要幾分鐘即可！**
- **即使天氣不好看不到太陽，清醒所需的光線成分也會進入到大腦！**

睡覺前要特別避免藍光！

褪黑激素的分泌在經過早晨光線的照射而被抑制後，經過15個小時會開始再度升高，促進睡眠。如果在這個時候使用電腦或手機而長時間被藍光照射的話，身體的清醒模式就會受到刺激，變得難以入睡！

38 立刻就能清醒的開關②

提高深層體溫讓早晨起床變得神清氣爽！

關鍵在於要將深層體溫與皮膚溫度之間的溫差變大

當我們睡著時，因為肌肉活動下降、代謝也變慢的關係，深層體溫會更進一步地降低。睡眠過程中體內的熱會散發到體外，讓深層體溫維持在偏低的狀態。

隨著清晨時分來臨，深層體溫會逐步上升，身體開始清醒。白天身體處於活動模式的時候，深層體溫偏高，與皮膚溫度之間的溫差也會比較大。

雖然深層體溫在我們起床的時候會自然地上升，**但當我們眼睛睜開、下床開始進行晨間活動的準備等，這些行為會立刻開啓身體活動的清醒開關，深層體溫也會進一步升高**。

此外，就深層體溫與皮膚溫度之間的溫差縮小能加強睡意這一個特性來看，將深層體溫與皮膚溫度之間的溫差擴大正好可以對抗睡意，讓大腦更快地醒來。

舉例來說，用冷水洗臉或洗手時，皮膚溫度會隨著這樣的刺激而下降，因此就會有讓人清醒的效果。另一方面，早起泡澡就要特別注意了。泡澡確實會讓深層體溫上升，卻反而使身體在不久後會大幅降溫，讓人感到昏昏欲睡。

若想要早上清醒一點，建議採取淋浴的方式就好。透過淋浴將身心洗滌乾淨，可以說是讓人早上神清氣爽的良好習慣。

讓人清醒的體溫開關　降低皮膚溫度

擴大深層體溫與皮膚溫度之間的溫差，可以打開清醒的開關！

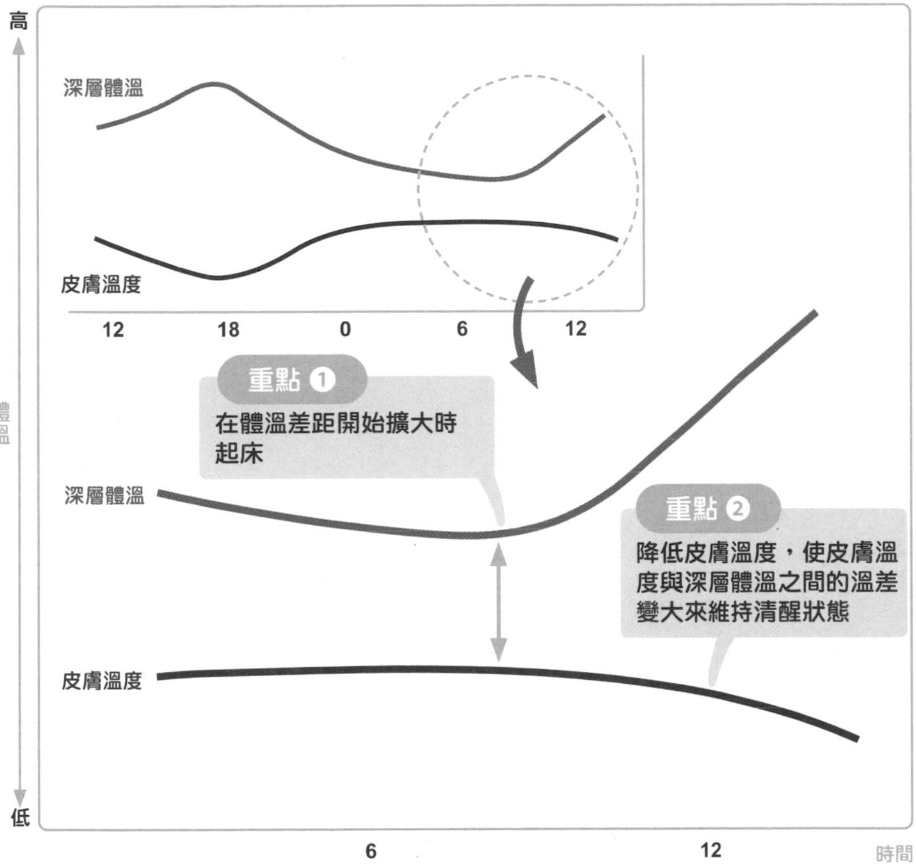

改編自《史丹佛大學式的最佳睡眠》（SUNMARK出版）

若想要擴大體溫的差距：

- 不要使用溫水，改用冷水洗手和洗臉。
- 家事方面也使用冷水。
- 吃早餐。
- 喝熱飲。

這些方法都能提高早上的清醒程度！

立刻就能清醒的開關③

39 感官刺激是最強力的鬧鐘

對眼睛、耳朵和皮膚給予刺激促進清醒

如果用鬧鐘等方式強迫自己醒來，往往會讓腦袋一直有鈍鈍的倦怠感，睡意也驅散不去。

這種怎麼也無法切換到清醒狀態的情況，稱為「睡眠慣性」或「睡眠醉酒（sleep drunkenness）」，一般認為起床的時機不對是造成這種現象的主要原因。

其實在我們起床的時候，認知功能本來就是一天當中最低的，只有身體活動尖峰狀態時的六成左右。如果在這個時候測量腦波，可以發現腦波的頻率偏低，幾乎可以說是張著眼睛睡覺的狀態。

腦幹的**上行性網狀系統**是由大量的神經纖維所組成的網狀結構部位，從耳朵、眼睛或皮膚等部位所接收到的感覺訊息都會傳送到這裡。由於上行性網狀系統壞死的動物會陷入一直沉睡的狀態，可以得知這個部位與清醒是相關的。

此外，我們在睡著的時候如果聽到救護車或警車的警報聲，或是突然受到光照而驚醒，也是因為上行性網狀系統受到刺激所造成的清醒作用。

利用這個特性，**我們在起床之後也可以立刻對眼睛、耳朵或皮膚給予感官刺激，來將訊息送到上行性網狀系統**。這樣一來，應該可以消除睡眠慣性，讓自己徹底清醒過來。

讓人清醒的感覺刺激開關 光線、聲音、觸覺等

對上行性網狀系統給予感覺刺激能讓人更加清醒！

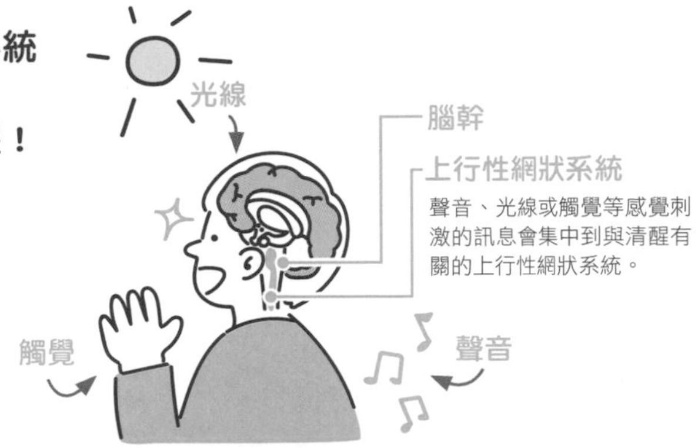
光線
腦幹
上行性網狀系統
聲音、光線或觸覺等感覺刺激的訊息會集中到與清醒有關的上行性網狀系統。
觸覺
聲音

早上的認知功能在通宵熬夜後會變得更差！

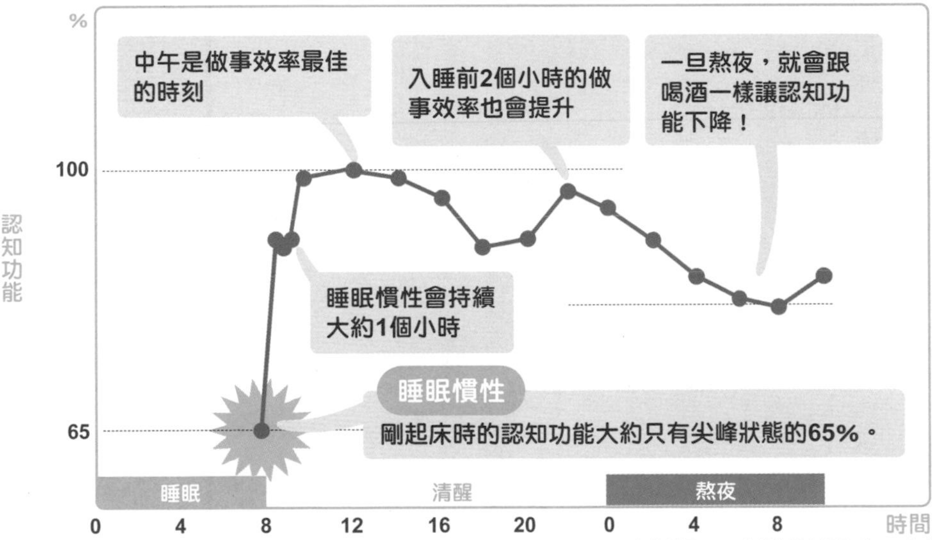
%
中午是做事效率最佳的時刻
入睡前2個小時的做事效率也會提升
一旦熬夜，就會跟喝酒一樣讓認知功能下降！
100
認知功能
睡眠慣性會持續大約1個小時
睡眠慣性
剛起床時的認知功能大約只有尖峰狀態的65%。
65
睡眠
清醒
熬夜
0
4
8
12
16
20
0
4
8
時間
根據美國Wertz等人進行之調查（2006年）

睡眠慣性很容易讓人在起床後頭腦鈍鈍得不清醒。
可利用刺激感覺神經的方式來讓自己在醒來後神清氣爽！

推薦進行的感覺刺激方式

- 赤腳在冰冷的地板上走路（刺激皮膚感官）。
- 打開窗簾沐浴在陽光下（對視覺造成刺激）。
- 聽音樂或收音機（對聽覺造成刺激）。

40 立刻就能清醒的開關④
仔細咀嚼讓自己有個美味的早晨！

仔細咀嚼可以讓白天及夜晚的行為表現更鮮明

吃早餐的時候細嚼慢嚥對於提神醒腦也很有效。本來如果想要讓內臟正常地開始作用，在早餐前沖澡其實更能讓身體完全醒過來，不過先吃早餐可以補充能量及溫暖身體，所以也能促進身體清醒。

這裡請大家要注意的是咀嚼這個動作。作者與同伴曾進行過一項實驗，發現啃咬並吃下固體飼料的小鼠，睡眠及行為模式都十分鮮明。

另一方面，**如果餵食給小鼠不用咀嚼就可以吃下去的粉狀飼料，牠們在白天與夜晚的行為表現會變得類似，清醒時的活動量也變得很少**。這可能是因為仔細咀嚼能讓控制咀嚼肌的三叉神經將刺激傳導到大腦，讓人在睡眠和清醒時的行為有更鮮明的表現。

此外，目前也已發現咀嚼行為也會影響到記憶。**實驗觀察細嚼慢嚥的小鼠，發現其大腦中左右記憶能力的海馬體出現更多新的神經細胞，神經新生現象相當活躍**。而不咀嚼的小鼠，則幾乎沒有神經新生的情形。

咀嚼行為不只與睡眠及清醒的節律有關，與會在睡眠中強化的記憶也有深刻的關聯。

讓人清醒的咀嚼開關 早餐

早餐的飲食內容最好有需要仔細咀嚼的食物，例如香脆的培根或是根莖類蔬菜！在享用營養均衡的早餐時，請善用自己的五感，好好享受食物的味道、香氣、溫度及口感。

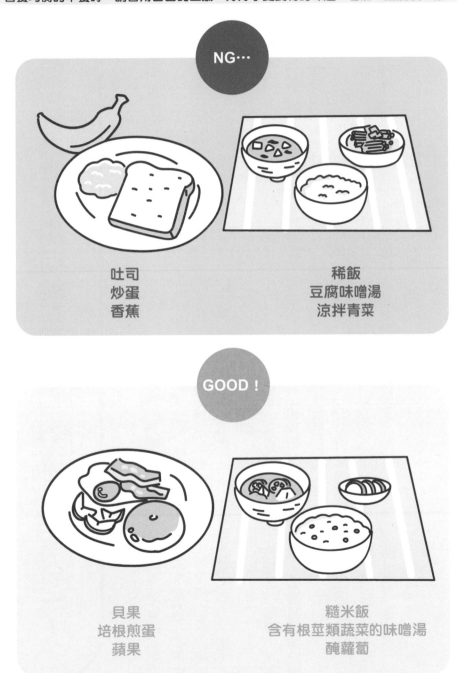

NG…

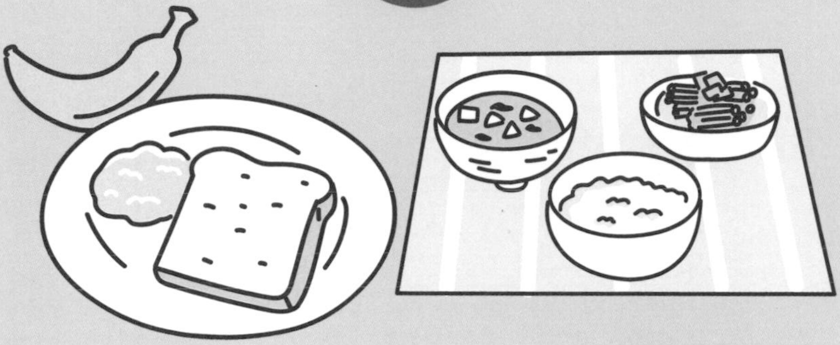

吐司
炒蛋
香蕉

稀飯
豆腐味噌湯
涼拌青菜

GOOD！

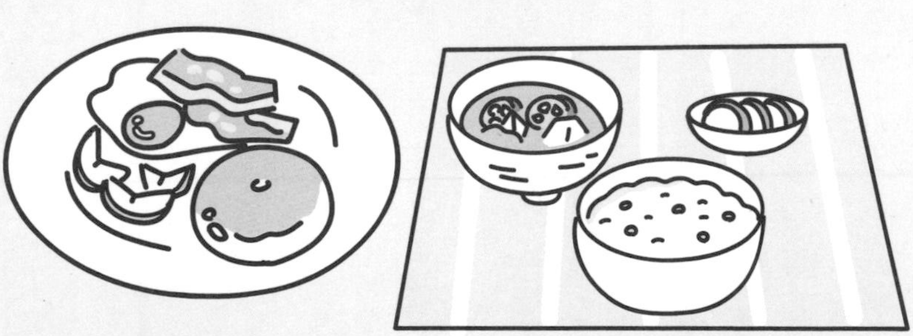

貝果
培根煎蛋
蘋果

糙米飯
含有根莖類蔬菜的味噌湯
醃蘿蔔

41 養成良好睡眠習慣的關鍵在於「起床的時間」！

養成「在固定時間起床」的習慣

前面介紹了許多睡眠與清醒的開關，不過想要擁有優質的睡眠還有一個前提，那就是生理時鐘能夠正常運作，讓自己能維持白天活動時的最佳效率。

一般情況下，我們的身體隨著早晨來臨會清醒，在白天維持著活動的狀態，然後在夜晚來臨後會變得想睡，並轉而進入睡眠狀態。只要能這樣過著規律的生活，就能維持身心的健康。

然而實際上，經常會有各式各樣的事情打亂我們的生活節奏，我們的生理時鐘也經常因此出現偏差。

若想要維持生理時鐘的穩定，關鍵就在於「儘量在固定的時間睡覺及起床」。生理時鐘原本就很容易向後偏移，所以想要把它向前調整是很困難的。如果因為放假就變得比平時還要晚睡晚起的話，即使有週休二日，在假日的隔天早上要起床也會變得很困難。

若是一放假就會有想要大睡特睡的感覺，就表示身體已經累積了不少睡眠負債，這種時候請記得要增加平日的睡眠時間。

下一頁會介紹幾種調整生理時鐘的有效方法，如果可以在平時就注意到這些訣竅並事先養成習慣，即使生理時鐘發生些許偏移，應該也能順利地調整回來。

養成良好習慣來調整生理時鐘

想要調整生理時鐘，最重要的是生活要規律。而為了能擁有規律的生活，希望大家都能養成下列5種習慣。

時間

習慣❶儘量在固定的時間起床！

由於生理時鐘要往前調整並不容易，所以每天早上請儘量在同樣的時間起床。在假日等特定的日子裡大睡特睡並不能從根本解決睡眠負債，而是要增加每天的睡眠時間。

習慣❷早上起床後記得曬太陽！

光線能有效地重新設定生理時鐘。
起床後拉開窗簾，讓全身沐浴在陽光下。
相反地，在睡覺之前則應避免過度照射到強烈光線。
（➡請參考第90頁）

習慣❸好好地吃一頓早餐！

只要有吃早餐，就能重新設定生理時鐘。
仔細咀嚼食物還能進一步提高清醒程度。
（➡請參考第96頁）

習慣❹白天要確實活動身體！

白天有確實活動身體可以讓生理時鐘發揮正常的機能。
適度的運動讓身體感受到疲勞，也是晚上能睡好的關鍵。
（➡請參考第116頁）

習慣❺善加利用體溫的變化！

體溫上升的話人就會清醒，
體溫下降時則會變得想睡，在平時生活中善加利用這種特性，
藉由泡澡等方式來控制體溫變化。
（➡請參考第82頁）

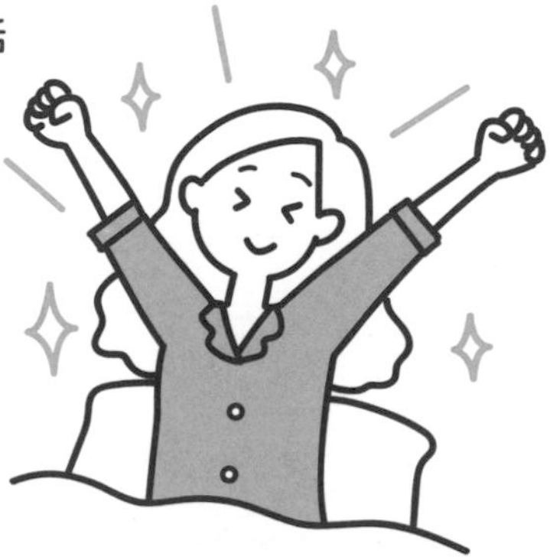

COLUMN 3

突然陷入睡眠的神祕「嗜睡症」之真面目

有一種睡眠障礙，患者在高興大笑後會突然急速地全身肌肉無力，140年前的法國首次公告這種疾病，命名為猝睡症或嗜睡症（Narcrolepsy）。患者不只會在白天有強烈的睡意，還會因為情緒反應而誘發出全身無力的現象，由於狀況十分特別，過去還曾以為與心因性的歇斯底里等疾病有關。

直到1950年有學者發現快速動眼期睡眠後，才發現嗜睡症患者會在入睡初期出現快速動眼期睡眠。而嗜睡症發作時的全身無力現象，則可以理解成快速動眼期睡眠的全身無力現象並不是在快速動眼期睡眠時出現，而是在清醒或入睡的時侯發生。雖然嗜睡症患者在即將入睡時也會頻繁發生幻覺或是睡眠麻痺（俗稱鬼壓床）現象，但這也可以理解為快速動眼期睡眠時的解離現象。

之所以能找出造成嗜睡症的真正原因，是在發現杜賓犬有一種家族遺傳性的犬隻嗜睡症，以及製作出能夠表現出全身無力發作現象的基因改造小鼠之後。研究人員發現存在於這些動物的大腦下視丘、能夠維持清醒及抑制快速動眼期睡眠的食慾素（Orexin）神經細胞，在神經傳導上出現了障礙，所以才導致過度睡眠及全身無力的發作。而因為在這些動物身上的發現，在2000年時也發現了人類的嗜睡症與自體免疫機制造成食慾素神經細胞發生後天性的脱落有關。140年前就有記載的「神祕嗜睡症」，其機轉至此終於被找了出來。而要從根本來治療嗜睡症，今後備受期待的治療法是利用食慾素受體促進劑或iPS細胞移植等來補充缺乏的食慾素。

過度嗜睡或全身無力這樣的症狀，乍看之下似乎不利於動物物種的存續。不過杜賓犬的嗜睡症血統至今卻仍然存在，讓人忍不住隨意地發想，會不會就像動物或昆蟲的假死行為（裝死以逃過被其他生物捕食）一樣，説不定也具有有利的一面呢！

文・西野精治

西野精治《睡眠障礙 以科學之力克服現代的國民病》，角川新書，2020。

第4章

史丹佛大學教你如何克服各種與睡眠相關的煩惱

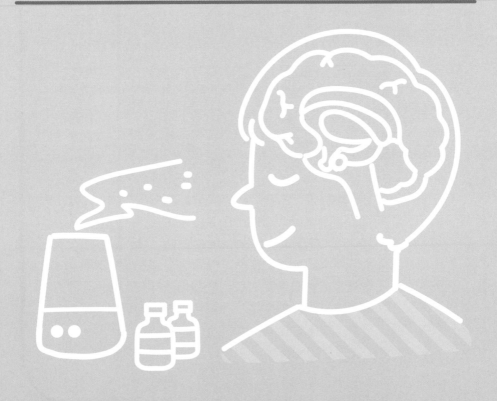

42 煩惱 怎麼樣都睡不著

利用芳香療法營造出有益睡眠的空間

舒緩的香氣能幫助人完成睡眠的準備工作

芳香療法是透過在房間內飄滿植物的芳香來享受香氛的一種方式。

自古以來就有利用植物來療傷或治病的方法。而著重於植物香氣所蘊含的力量並確立治療方式的就是「芳香療法」。進行芳香療法時，使用的是從植物所萃取出來含有芳香成分的精油（essential oil）。

從鼻腔進入的香氣資訊，除了會傳送到與情緒及記憶有關的大腦海馬體及杏仁核之外，也會傳送到掌管自律神經的下視丘。當我們怎麼樣都睡不著的時候，自律神經中的交感神經是處於優先作用的狀態，而**在使用芳香植物的香氣之後，可以將自律神經調整為副交感神經優先作用，讓身心一同放鬆，更容易進入睡眠**。

海馬體雖然是屬於和記憶有關的部位，但如果能回想起與某種香味產生連結的美好回憶，自然也就能讓情緒變得穩定。此外，當氣味的訊息傳送到負責判斷好、惡的杏仁核，並且判斷出「這是喜歡的香味」的話，也會讓人感受到身心舒適。

為了能順利入睡，關鍵就在於選擇能夠讓情緒穩定下來的香氣。**舉例來說，薰衣草的香氣就被認為具有極佳的放鬆效果**。在睡前如果再加上具有鎮靜效果的柑橘系列香氛，還能更加提高幫助入睡的效果。

香氣傳達到腦部後可以發揮多種效果！

從鼻腔進入的香氣成分，會轉換成電子訊號傳送到腦部。

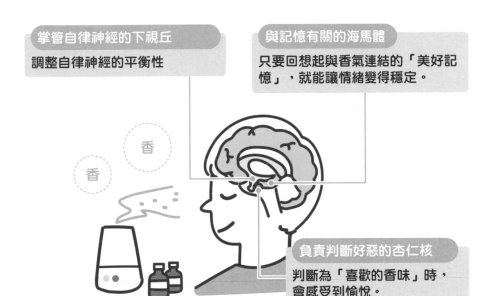

掌管自律神經的下視丘

調整自律神經的平衡性

與記憶有關的海馬體

只要回想起與香氣連結的「美好記憶」，就能讓情緒變得穩定。

負責判斷好惡的杏仁核

判斷為「喜歡的香味」時，會感受到愉悅。

利用香味將寢室打造為適合睡眠的空間

香氛蠟燭

再加上火焰的「1／f振動」，放鬆的效果更上一級。

※務必熄滅火燭後再上床睡覺。

香氛噴霧

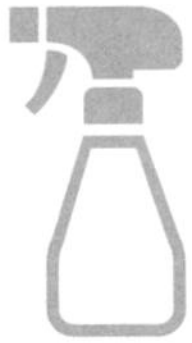

噴幾下就能完成香氛空間，在身心放鬆的時刻也很有效。

香氛枕頭

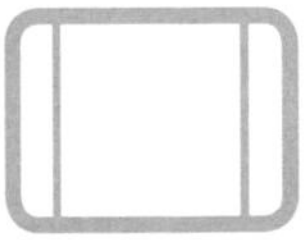

枕頭內灑有香氛，在睡眠中仍可持續散發出香味。

幫助睡眠的香氣為……

薰衣草：**溫和的花香能舒緩緊張的情緒，讓心情冷靜下來。**

×

甜橘：**柑橘系列清爽的香味能讓心情煥然一新，想法變得更正面。**

43

煩惱 想要馬上睡著

少量的酒精可以幫助我們順暢地入眠

酒精具有將大腦興奮鎮靜下來的效果

經常會聽到有人煩惱說自己的身體明明就很疲憊，卻無法立刻睡著。

還聽說某位歌劇歌手，為了能夠早一點睡著，會在睡前喝掉一杯高酒精濃度的伏特加。不少人會在睡不著的夜裡來一杯酒，也就是說很多人習慣在睡前喝酒。

有許多研究報告指出，少量的酒能幫助入睡。**這是因為酒精能抑制大腦興奮性神經物質的作用，以及促進讓大腦冷靜下來的神經物質之作用。**

不過，大量的酒精反而是睡眠的大敵。因為這會讓人即使很快入睡，卻無法進入深層的非快速動眼期睡眠，而且也會減少快速動眼期睡眠的時間。

還會讓人在半夜容易醒來，睡眠時間縮短。再加上酒精的利尿作用會讓人因為尿意而醒過來，並且還容易造成脫水現象。

此外，由於酒精會造成舌頭及喉頭的肌肉麻痺，所以氣管會變得狹窄，進而可能造成打鼾或呼吸中止。倘若在睡眠中出現呼吸障礙的問題，就無法吸入足夠的氧氣，導致睡眠品質下降。

如果發現自己在半夜一直醒來、早上很早就起床的話，很有可能就是因為酒喝得太多了。想要助眠的話，只需要喝少量的酒，然後在感到睡意出現的時候立刻去睡即可。

飲酒過量的夜晚睡眠會變得十分淺眠

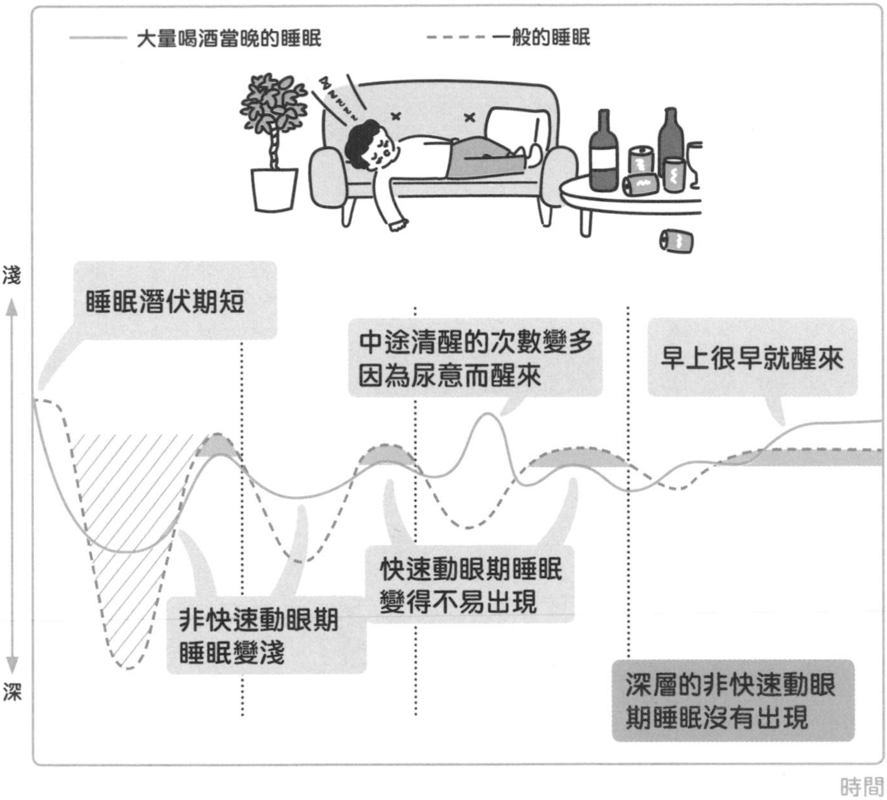

非快速動眼期睡眠變淺，睡眠時間也變短。

↓

睡到一半醒來，
或是比平常還要早起床時，就表示酒喝得太多了！

睡前喝酒的注意重點：

- 在臨睡之前喝
- 酒精的度數要高
- 只需要喝一點點就好

很重要！

44

煩惱 只要一片漆黑就會睡不著

暖色系的燈光是連接睡眠的橋梁

不同的光線色彩對睡眠會產生不同的作用

當我們處於深層睡眠時，由於感官會被阻斷所以無法感受到光線，但是在淺眠的時候仍然可以感受到光線的刺激，所以寢室保持昏暗會更有助於熟睡。如果對於完全黑暗的環境會感到不安而睡不著的話，可以在夜燈的光線顏色下工夫。

光線分為肉眼可見的可見光以及紫外線、紅外線等肉眼看不到的不可見光。可見光依照波長的長短，從短波長的紫色光（藍光）到長波長的紅色光為止共分成七種顏色，螢光燈或陽光就包含了所有的七種顏色，呈現出白色的強烈光線，白天我們若是在這樣的光線照射下，能夠維持清醒及保持活力。

可是**一旦到了傍晚之後仍持續照射的話，就會抑制睡眠荷爾蒙——褪黑激素的分泌，妨礙入睡**。而在最近的研究發現，存在於視網膜名為視黑素（Melanopsin）的光接受器，對於四百七十ｎｍ波長的藍光會產生反應，進而抑制褪黑激素的分泌。

大家在準備入睡之前，可以選擇長波長的暖色系紅色光線，因為**目前已發現暖色系的光線對於生理時鐘及褪黑激素的分泌所造成的影響較小。在傍晚之後打開暖色系的燈光，能幫助我們切換到睡眠模式**。

而且，在睡前一個小時將光線調暗可以促進褪黑激素的分泌，讓人更容易睡著。就寢時則建議使用間接照明的床邊燈，打開一小盞紅色系的燈光即可。

活用光線的顏色來幫助自己熟睡及徹底清醒

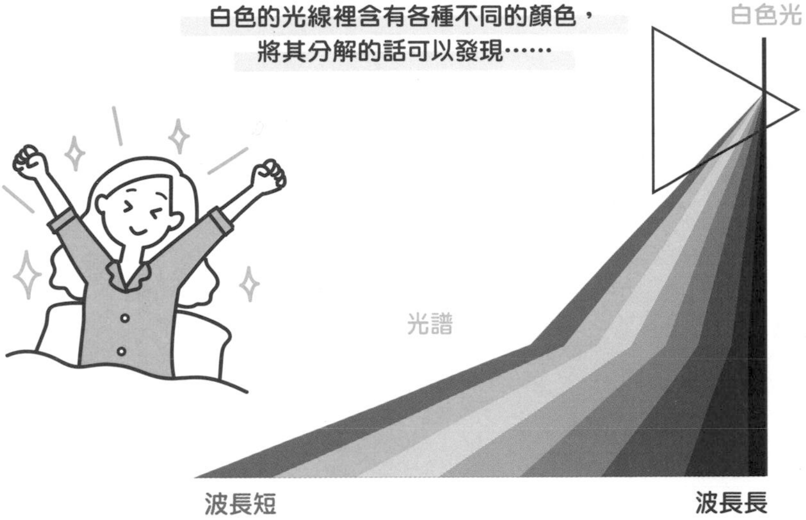

白色的光線裡含有各種不同的顏色，
將其分解的話可以發現……
白色光
光譜
波長短
波長長

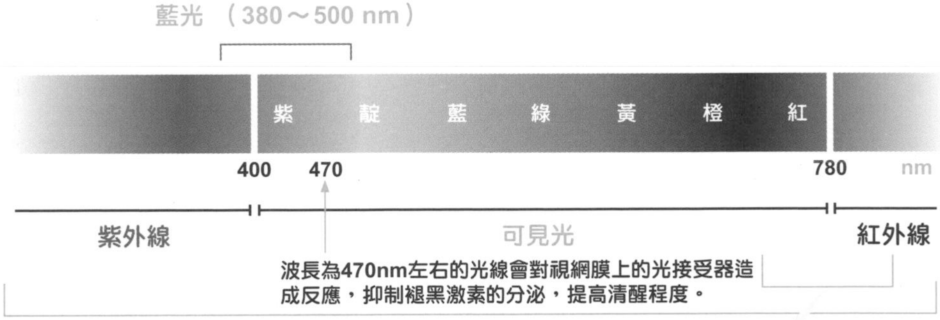

藍光 （380～500 nm）
紫
靛
藍
綠
黃
橙
紅
400
470
780
nm
紫外線
可見光
紅外線
波長為470nm左右的光線會對視網膜上的光接受器造成反應，抑制褪黑激素的分泌，提高清醒程度。

白光

- 完整含有所有光線波長的透明光。白色光線中也含有藍光。
- 太陽光或螢光燈等「白色光線」太過刺眼，不適合作為夜間的照明。
- 尤其是白色光中所含的藍光，當眼睛受到藍光的刺激時，大腦會判斷現在是「早上」。

暖色系中帶有紅色的光線

- 適合作為夜間的照明。
- 藍光量減少會讓大腦判斷現在是「晚上」，增加褪黑激素的分泌量讓人想睡覺。
- 不過天花板的燈光容易照射到眼睛而妨礙到睡眠，需要特別注意！

建議將

☑燭光
☑紅色系的間接照明

擺放在腳邊的位置。

45 透氣性佳的寢具是通往熟睡的捷徑

煩惱 就算睡過覺了疲勞也沒有得到緩解

「高反發性的新材質」最適合作為床墊

如果睡過覺了卻還覺得疲勞沒有得到緩解，那有可能是因為寢具和你的身體不合。

寢具中最重要的就是床墊。它能支撐住我們睡著時的身體，將被窩的溫度及溼度保持在舒適的程度。

最近低反發床墊（記憶床墊）與高反發床墊（高回彈床墊）都很受歡迎，其實兩者各有各的特色。

作者之前接到愛維福（Airweave）公司的委託，針對高反發性新材質的床墊進行調查，**發現透氣性佳的高反發性床墊，可以讓人從一入睡後深層體溫就順利下降，並可以持續這樣的狀態四個小時**（如左圖）。另外，也發現在睡著後大多都會出現初期深層非快速動眼期睡眠。

另一方面，低反發性的聚氨酯（Polyurethane, **PU）發泡床墊，深層體溫下降的情況持續不到一個小時後，在睡眠過程中會暫時地升高**。這可能是因為身體和床墊貼合得比較緊密，導致無法順利散熱的緣故。

從這個結果看來，可以得知與身體接觸不會過度緊密、透氣性良好的高反發床墊，因其能夠順利地散熱，故而能使人體的深層體溫比較容易下降，進而帶來良好的睡眠品質。

不只床墊要注意其透氣性，其他的寢具也是如此。由於腦部的溫度與深層體溫一樣都會在睡眠過程中下降，所以枕頭也要特別選擇透氣性良好的種類（請參考第一百一十頁）。

床墊的硬度會影響其透氣性！

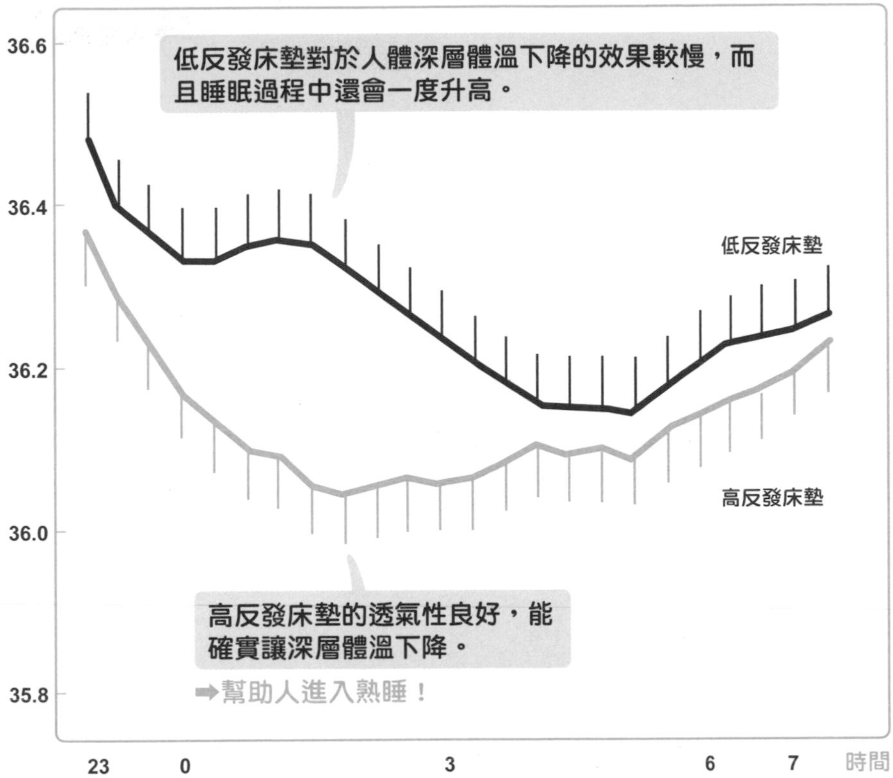
36.6
36.4
36.2
36.0
35.8
低反發床墊對於人體深層體溫下降的效果較慢，而且睡眠過程中還會一度升高。
低反發床墊
高反發床墊
深層體溫（℃）
高反發床墊的透氣性良好，能確實讓深層體溫下降。
➡幫助人進入熟睡！
23
0
3
6
7
時間

改編自《史丹佛大學教授教你養成熟睡的習慣》（PHP新書）

高反發床墊因為透氣性良好比較容易陷入熟睡！

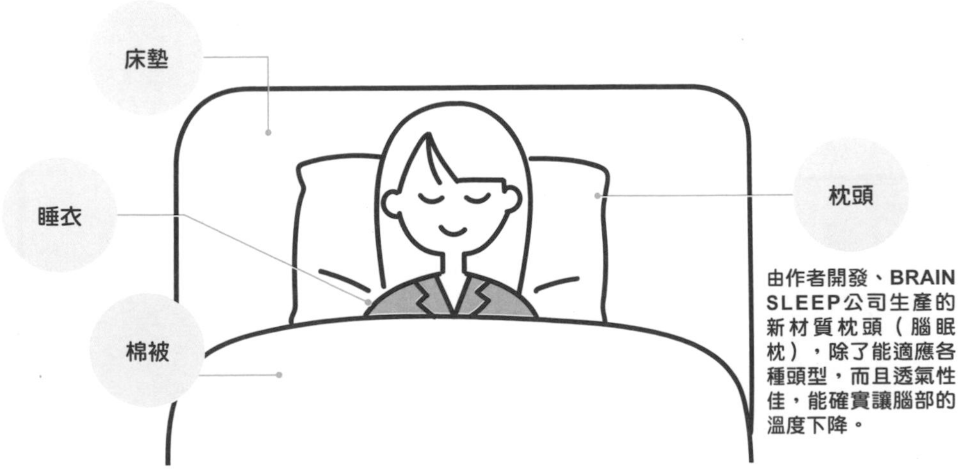
床墊
睡衣
棉被
枕頭
由作者開發、BRAIN SLEEP公司生產的新材質枕頭（腦眠枕），除了能適應各種頭型，而且透氣性佳，能確實讓腦部的溫度下降。

不只是床墊，枕頭及棉被也要選擇透氣性良好的材質。

46 煩惱 想要讓腦部獲得更多的休息

不會殘留熱度的枕頭是最佳解決方案

透氣性良好的枕頭能有效地冷卻頭部

睡眠的過程中，能使在白天進行各種活動而持續亢奮的大腦獲得充分的休息。腦部的溫度在腦部活動的時候會上升，但與深層體溫一樣，也會在睡眠過程中下降。

想要幫助自己快速地入睡，可以將頭部的溫度冷卻下來，變成「頭冷腳熱」的狀態。降低腦部的溫度時，也會降低身體的深層體溫。而因為腦溫也同時降低，所以比只有降低深層體溫的狀況還更能獲得確實的休息。

此外，了解哪一種睡姿才不會讓身體疲累、不會花費多餘的力氣也很重要。雙足步行的人類因為頭比較重，在活動時會要負擔從脖子往下的垂直重力。所以在就寢時，為了不對身體造成負擔，需要躺在能夠支撐頭部的枕頭上。

在選擇枕頭時，請記得確認頭部枕上去時的貼合感、下陷的情況，還有是否容易翻身。

如果枕頭、脖子及頭部的形狀沒有正確地貼合，不只容易引起身體疼痛，睡眠也會變淺。此外，因為大多數人在睡夢中會翻身二十到三十次，所以為了讓翻身更輕鬆，枕頭的左右兩側最好要稍微高一點。

不過，枕頭與頭部或脖子貼合得愈緊密就愈容易累積熱度，所以枕頭的透氣性也很重要。高密度的聚氨酯枕頭容易蓄積熱度，羽毛枕或棉枕則溫度的分散不夠均勻，所以這些材質都不是非常理想。

選擇能夠冷卻腦部的「最棒枕頭」時需要注意的3個重點

☑ 能冷卻頭部的材質

- 網狀材質
- 蕎麥殼
- 中空管 等

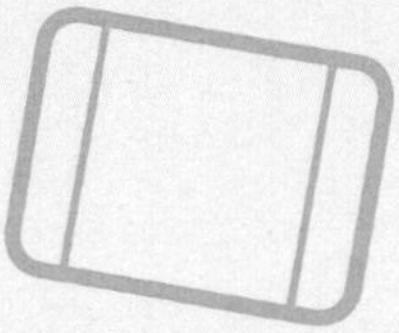

↓

建議選擇透氣性良好的材質！

☑ 與頭部和脖子的貼合感

- 為了能夠容易翻身，要具有硬度且左右兩側的形狀應稍微高一點。
- 枕頭的大小要能夠配合睡覺時的姿勢及翻身。
- 枕頭高度要搭配自身頭部及脖子的高度，以免壓迫到氣管。

↓

有些枕頭的材質能配合每次使用時自身頭部或脖子的形狀而變換形狀！
如果不知道該怎麼選擇枕頭時，客製化也是選項之一。

☑ 保持清潔

- 選擇能夠手洗及曬乾的產品
- 利用除菌噴霧殺菌

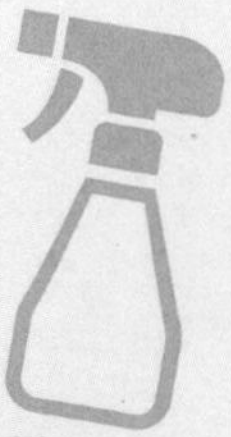

↓

塵蟎、發霉和臭味都是舒適睡眠的大敵！

47 煩惱 醒來後經常不小心又睡著

設定兩階段的鬧鐘讓人有個神清氣爽的早晨！

設定間隔二十分鐘的兩個鬧鐘作為起床的空窗期

「鬧鐘只響一次是叫不醒我的」「醒來後不小心又睡著」「起床後覺得很不清醒」——應該有不少人對於起床會有這類的煩惱吧。

想要起床後有神清氣爽的感覺，最好是在快速動眼期睡眠的前後起床。**而為了不要錯過這個最佳起床時機，可以將鬧鐘設定成兩階段的鬧鈴**。

第一次的鬧鈴設定成「非常輕聲且短暫」，因為快速動眼期睡眠期間很容易清醒，所以如果有被這個輕聲的鬧鈴叫醒的話，就表示正好對上快速動眼期睡眠的時機，在這樣的狀態下醒來時會覺得心情很好。

第二次的鬧鈴是為了第一次的鬧鈴沒有把人叫醒而設定的，把時間設定在第一次鬧鈴的二十分鐘後，並且設定成「一般音量」。

如果因為正處於深層的非快速動眼期睡眠而沒有被第一次鬧鈴叫醒的話，**二十分鐘後很可能就會進入快速動眼期睡眠或是淺層的非快速動眼期睡眠，此時第二次的鬧鈴就能夠將人叫醒**。

第一次鬧鈴與第二次鬧鈴中間所間隔的二十分鐘稱為「起床的空窗期」。在接近清晨時，我們的快速動眼期睡眠會愈來愈常出現且時間拉長。

而善用「起床的空窗期」設定兩階段的鬧鐘，可以讓人在適合醒來的時機神清氣爽地起床。

讓人醒來時神清氣爽的2階段鬧鐘設定法

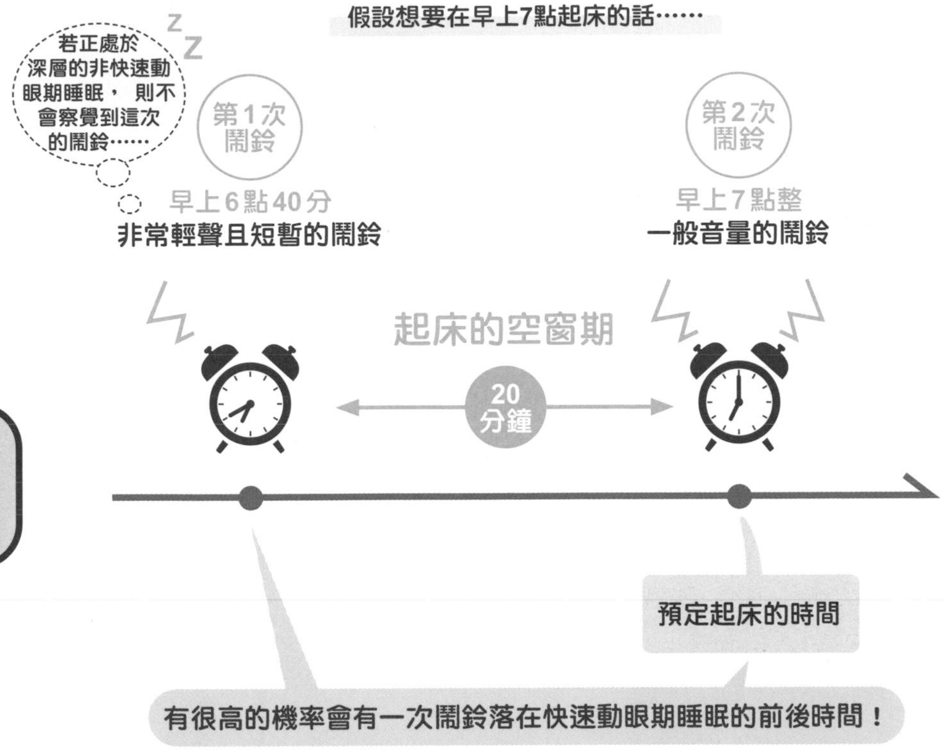

假設想要在早上7點起床的話……
Z Z
若正處於深層的非快速動眼期睡眠，則不會察覺到這次的鬧鈴……
第1次鬧鈴
早上6點40分
非常輕聲且短暫的鬧鈴
第2次鬧鈴
早上7點整
一般音量的鬧鈴
起床的空窗期
20分鐘
預定起床的時間
有很高的機率會有一次鬧鈴落在快速動眼期睡眠的前後時間！

早上5點～7點是快速動眼期睡眠經常出現的時段。在這個時段設定2階段的鬧鈴，通常可以讓人在起床時覺得神清氣爽！

注意！

避免使用間隔時間短的鬧鐘「貪睡功能」。如果因為正處於非快速動眼期睡眠而沒有被第1次鬧鈴叫醒的時候，如果使用貪睡功能在間隔很短的時間重複響起，會讓人在非快速動眼期睡眠中被叫醒好幾次，那麼起床時當然會覺得沒睡飽、昏昏沉沉的。

48

煩惱 想要有個神清氣爽的白天

一杯咖啡可以讓清醒程度再提升一個層級！

咖啡因可以阻礙腺苷酸促進睡意的作用

咖啡等飲料中所含的咖啡因，具有阻礙腦內物質腺苷酸（Adenosine）功能的作用。腺苷酸被認為是一種睡眠物質，能抑制具有清醒作用的組織胺等神經元的活動，所以能促進睡眠。

而因為咖啡因會阻礙腺苷酸的作用，所以組織胺變得比較容易被釋放出來，進而讓大腦清醒。此外，咖啡因還能提高體內的代謝作用，所以也能促進血液循環。

早上來一杯咖啡，可以讓人更加清醒。和家人一邊聊天一邊飲用時，會因為加入了對話形成另一種刺激，所以還可以有加乘效果。

若是沒有時間在家裡享用咖啡的話，建議去咖啡廳外帶一杯咖啡，不要在自動販賣機購買，因為點餐時的簡短對話還可以讓人更進一步地清醒。

另一方面，睡眠前就應該要避免攝取咖啡因了。**實際上也有報告指出，如果在睡前一個小時及三個小時各喝一杯含有咖啡因的咖啡，就要多花十分鐘的時間才能睡著，而且睡眠時間也會縮短三十分鐘**。

必須要花費四小時左右才能使血液中的咖啡因濃度減半，所以如果睡前真的很想喝咖啡的話，最好選擇無咖啡因（Decaf）的咖啡。

喝咖啡的適當時機

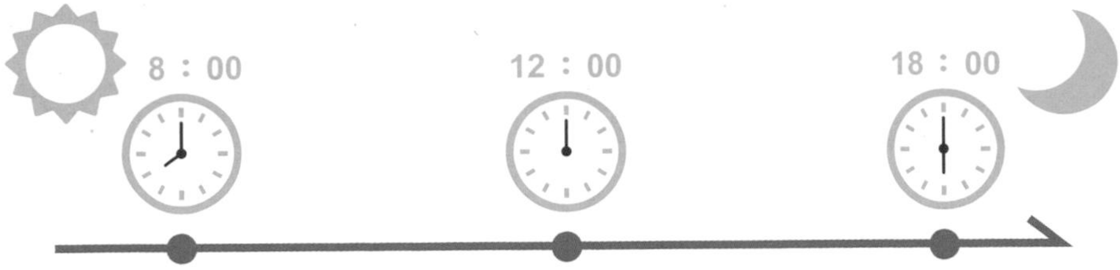

早上
起床後喝一杯幫助清醒

白天
工作之餘喝1～2杯咖啡

傍晚之後
改成無咖啡因的咖啡！
（睡前4個小時不要再喝含有咖啡因的咖啡）

與別人一邊聊天一邊喝咖啡，
可以再加上對話造成的刺激，讓清醒狀態更上一層樓。

注意咖啡因的攝取量！

咖啡因的攝取量標準
成人1天最多約400毫克
屬於安全範圍

※根據歐洲食品安全局（EFSA）之建議（2015年）

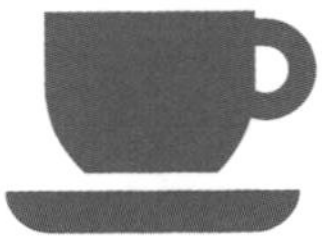

1杯咖啡的咖啡因含量為
100～120毫克

↓

意即1天3～4杯的咖啡是適量的！

除了咖啡含有咖啡因之外，紅茶、綠茶、抹茶、營養飲品、以可可豆為原料的巧克力或可可亞等食品也含有咖啡因，所以要小心不要攝取過量。

49

煩惱 睡眠很淺總是沒有睡夠

養成運動習慣是邁入優質睡眠生活的第一步

養成運動的習慣能改善睡眠品質

在我們有運動的日子裡，通常會因為適當的疲勞感而熟睡。**這是因為運動會造成體溫的變化，並且讓體內製造出細胞激素**（一種由免疫細胞分泌的蛋白質）**，進而達到改善睡眠的效果。**

當我們進行適度的運動時，會與泡澡（詳見第八十二頁）產生同樣的效果，讓深層體溫大幅度上升後再下降，縮小與皮膚溫度之間的溫差，從而變得想睡。

舉例來說，如果在傍晚活動身體的話，到了上床的時間時，先前暫時上升的深層體溫會開始大幅度地下降，於是很容易就會變得想睡。所以想要有個香甜的睡眠，養成運動的習慣會有很大的幫助。

國外也有研究報告指出，持續地定期運動可以讓人更好睡。而且不只如此，**還能增加一開始的深層非快速動眼期睡眠時間，減少睡眠中途醒來的次數，延長整體睡眠時間，以及改善睡眠品質**（如左圖）。

另外，如果是會造成肌肉疼痛這種程度的運動，則可能會讓人難以入睡。最好選擇可以一邊輕鬆聊天一邊進行的運動類型，例如慢跑或走路等輕度負荷的有氧運動就很適合。

只要能養成每星期運動二至三次以上的習慣，睡眠的節奏就會慢慢地穩定下來。想要擁有優質睡眠的人，請記得要養成運動習慣，在睡前三小時進行慢跑等會適度流汗的運動唷！

養成運動習慣能改善睡眠！

與偶爾1天才在白天運動的人相比，習慣運動的人……

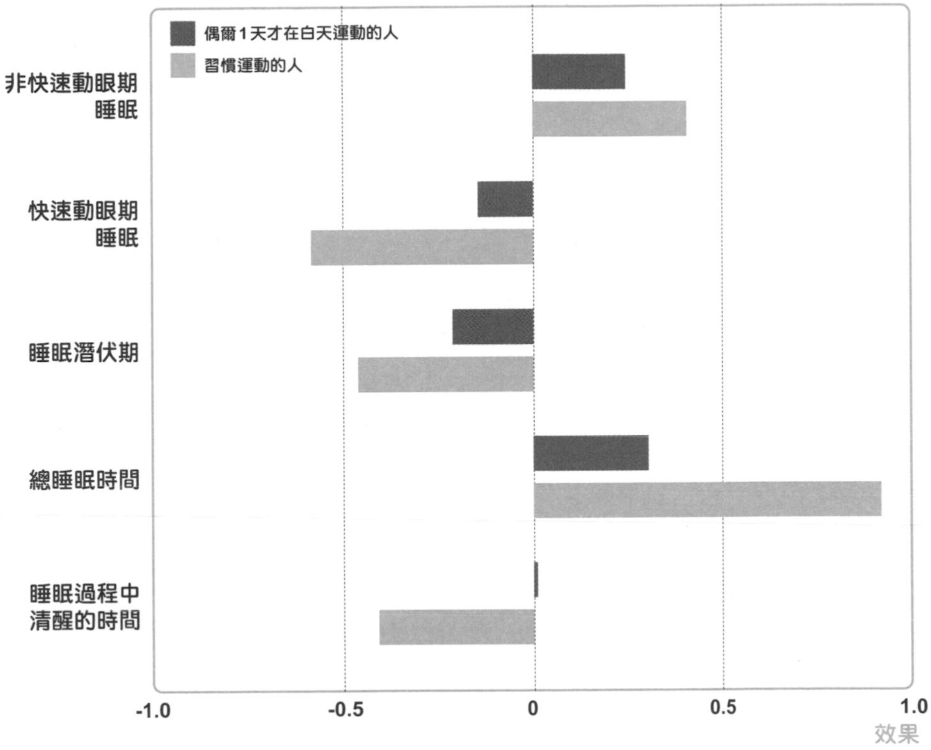
偶爾1天才在白天運動的人
習慣運動的人
非快速動眼期睡眠
快速動眼期睡眠
睡眠潛伏期
總睡眠時間
睡眠過程中清醒的時間
-1.0
-0.5
0
0.5
1.0
效果

根據美國堪薩斯州立大學Kubiz等人之研究（1996年）

養成運動習慣可以帶來許多良好的效果！

- 增加非快速動眼期睡眠的時間
- 睡眠過程中清醒的次數減少
- 更容易入睡
- 整體睡眠時間變長

想要擁有優質睡眠的運動重點

- 每星期2～3次，在就寢前3個小時進行運動。
- 選擇慢跑或走路等輕度負荷的有氧運動。
- 運動時可以一邊聊天或一邊欣賞風景。

50

煩惱 想要從平常的飲食來改善睡眠品質

冰涼的番茄可幫助身體轉換成入眠模式！

能夠冷卻身體的食物可以降低深層體溫

大家經常說吃完東西後最好不要馬上睡覺，這是因為飯後如果沒有二至三小時的空窗時間就去睡覺的話，腸胃在睡夢中仍在活躍地運動，就會降低睡眠的品質。

不過也不建議大家肚子空空的就去睡覺，因為沒吃晚飯的話，身體就會處於飢餓的狀態。

這麼一來，飢餓造成的壓力會讓腦內分泌食慾素這樣的清醒物質。一旦食慾素的分泌增加，就會活化交感神經的作用，**再加上食慾素本身又具有清醒的作用及增加食慾的作用，結果就是對睡眠造成妨礙。**

關於食慾素的食慾增強效果，過去曾有一項以美國史丹佛大學學生為受試者的斷眠實驗，在過程中出現了十分有趣的行為。那就是在實驗進行當中，學生們紛紛抱怨自己肚子餓，於是在半夜還跑去超市買食物來吃。這很可能就是因為食慾素的分泌量增加而促進了食慾所致。

不論是快要睡覺前的飲食，還是完全不吃晚飯，都是對睡眠不利的行為。**如果真的無法早一點吃晚餐的話，至少也要避免需要花長時間消化吸收的蛋白質或脂肪，選擇簡單的輕食即可。而能夠降低深層體溫的冰涼番茄或黃瓜等夏季蔬菜就是很推薦的食材。**

不過為了避免讓肚子太過冰冷，根據吃晚飯的時間記得要調整食物的分量及菜色。

晚餐可選擇能夠降低身體溫度的冷食！

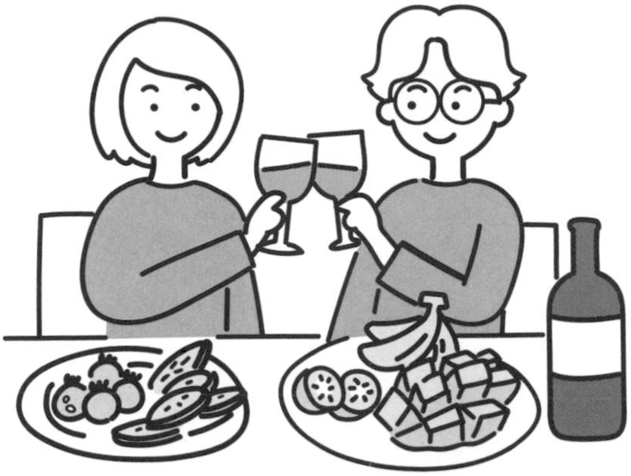

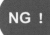

能夠冷卻身體的食材

含有水分的蔬菜或水果能有效帶走身體多餘的熱度。

夏季蔬菜	番茄、黃瓜、茄子、青椒、秋葵等	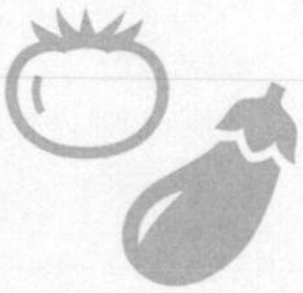
熱帶水果	香蕉、奇異果、芒果、蜜柑、鳳梨等	
飲料	麥茶、白酒、牛奶等	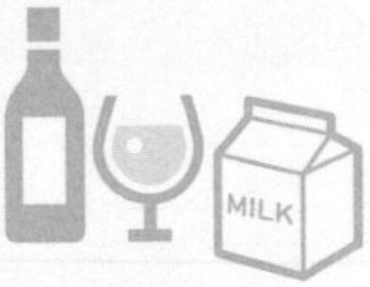

蕎麥麵或蒟蒻也是能夠冷卻身體的推薦食材！
冰涼的飲料或料理也能有效降低身體溫度。

NG！ 如果就寢前沒有足夠的時間，
最好避免攝取需要長時間消化的蛋白質或脂肪。

51 強力小睡（Power nap）是下午昏昏欲睡時的救世主

煩惱 想要戰勝白天的睡意

在剛過正午時小睡約二十分鐘

不論有沒有吃午餐，我們在下午兩點左右的時候都會變得很想睡，因為這個時候正是午後低落（afternoon dip）的時段，所以一般認為與其去抵抗這時的睡意，不如就這樣小睡一下比較好。

就像西班牙文中的siesta（午睡）一樣，有不少地區也都有著根深蒂固的午睡習慣。

目前也有許多世界級的大企業，積極採用了一種能夠提高生產效能的短時間午睡模式，稱為「強力小睡（Power nap）」。

在某些實驗當中，就證明了即使受試者連續好幾天沒有正常睡覺，但只要每十二個小時就小睡兩個小時，小睡之後的工作表現就會有提升的現象。

雖然在我們平時的生活裡要小睡兩個小時不太實際，但**只要每天能有二十分鐘左右的小睡時間，在某種程度上仍會得到效果**。

不過要注意的是，小睡時間請不要超過三十分鐘。因為在進入了深睡之後，會很容易出現睡眠慣性，而且醒來之後注意力也會下降。此外，有個現象在兒童身上比較明顯，那就是如果在傍晚之後的時間小睡的話，會讓晚上的睡眠壓無法上升，有時可能到了半夜也遲遲睡不著覺。儘管如此，睡眠不足的成年人們，可以的話還是要儘量小睡來補眠。

日本厚生勞動省的《健康睡眠指南二〇一四年版》也建議，「剛過正午時進行三十分鐘以內的午睡」，所以可以說小睡二十分鐘左右是很恰當的。

小睡能產生什麼樣的效果？

請13名受試者持續保持清醒（最長約90個小時），
測量其對平板電腦畫面出現的圖形所產生的反應。

測試內容為「當畫面出現圓形圖案時按下按鈕」，
計算其反應所需的時間及失誤的次數。

相同受試者在 ① 沒有小睡 ② 每12個小時小睡2個小時 的情況下……

① 沒有小睡

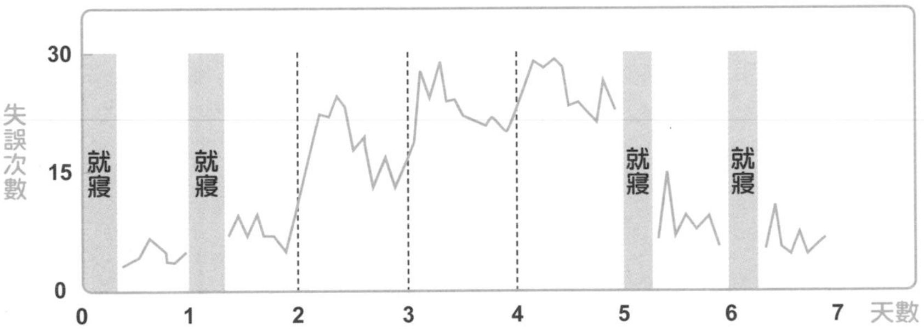

反應變慢，雖然1天之內的失誤次數有所變動，
但仍可看出有逐漸增加的現象！

② 每12個小時小睡2小時

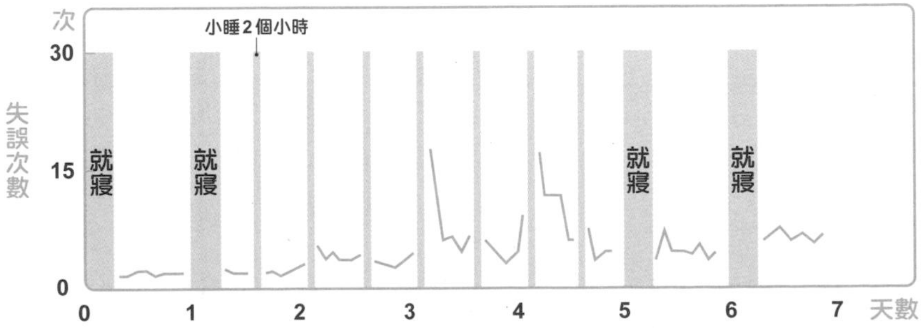

改編自《史丹佛大學式的最佳睡眠》（SUNMARK出版）

小睡剛醒來時的反應雖然有些遲鈍，但會慢慢地恢復過來，
且失誤次數也有所減少！

52

煩惱 無法擁有連續性的睡眠

多階段睡眠能夠拯救忙碌的現代人嗎!?

分階段睡覺也沒關係，不用想得太嚴重

經常失眠的人或是高齡者常常會在半夜醒來，無法連續長時間睡著。舉例來說，睡了兩個小時之後醒過來，然後再睡四小時，這種時候其實應該也可以算睡了六個小時。

這種被切成好幾段的睡眠，又叫做多階段睡眠。與連續性睡眠相比，的確不能算是優質的睡眠。但如果能夠善加利用的話，多階段睡眠對於消除疲勞仍是有益的。

即使是多階段式睡眠，只要有確實出現深層非快速動眼期睡眠的話，其實就有發揮到睡眠的重要功能，睡醒之後也會有煥然一新、充滿活力的感覺。

而對於因為輪班制工作等無法每天在固定時間睡覺的人來說，由於多階段睡眠能夠配合自己的生活週期進行調節，所以或許也是比較容易進行的睡眠方式。例如黑柳徹子女士（日本女演員），就是知名的多階段睡眠實行者。

過去人類也和其他的哺乳動物一樣，睡覺的方式是一天之內會睡好幾次的「多階段睡眠」。**之後因為實施農耕生活，在居住地定居下來並形成了「白天活動、夜晚睡覺」的生活模式，所以才演變成在夜晚連續睡六到八小時。**因此對於自己無法擁有連續性睡眠的情況，其實不用太過在意，只要在多階段睡眠中也能有深層的睡眠即可。

多階段睡眠有許多種方式

睡眠　清醒

根據多階段睡眠協會所提供的分類方式。

午睡型睡眠法

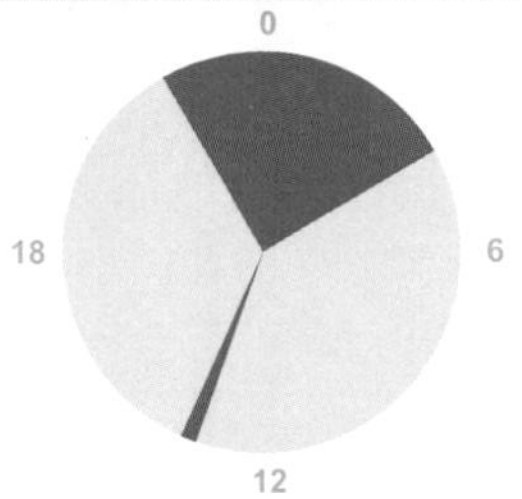
0
6
12
18

午餐後小睡20分鐘左右的多階段睡眠。
在西班牙等地區施行，
也是目前很常見的睡眠方式。

普通人（Everyman）睡眠法

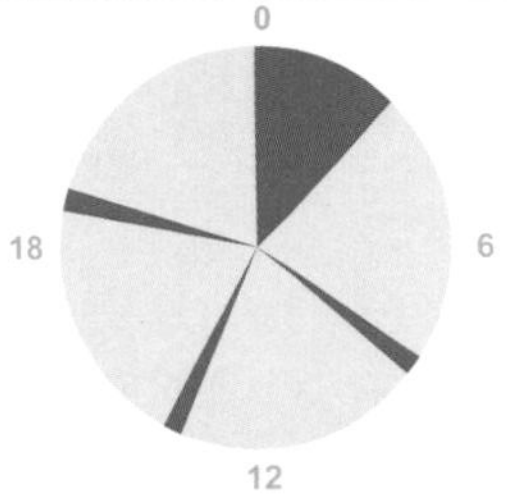
0
6
12
18

晚上睡3個半小時，白天則進行3次20分鐘的小睡，來消除經常出現的睡意。
總睡眠時間為4.5個小時。

超人（Uberman）睡眠法

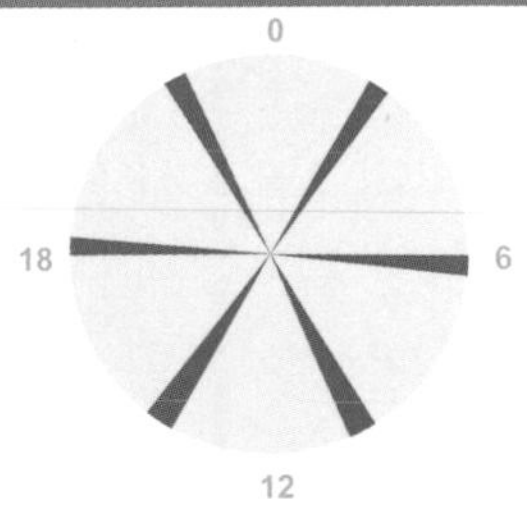
0
6
12
18

1天之內採取6次20分鐘的小睡，
是非常多階段的睡眠法，
是類似超人一樣的睡眠型態。

Dymaxion睡眠法

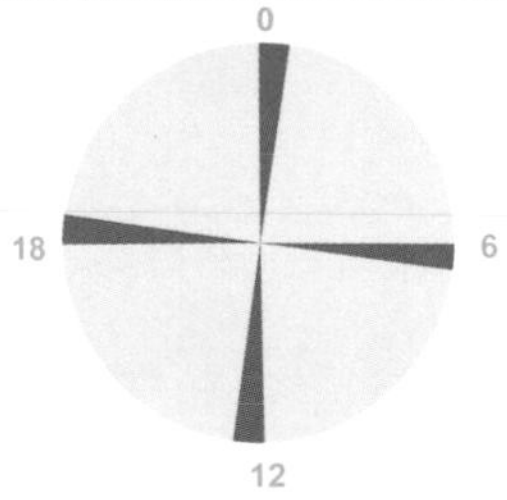
0
6
12
18

1天之內採取4次30分鐘小睡的多階段睡眠。由美國發明家巴克敏斯特・富勒（Buckminster Fuller）所提出的睡眠法。

如果有需要的話，可以試試看多階段睡眠法

睡眠
上班時間

舉例來說，如果上班時間是晚上10點到早上6點的人……

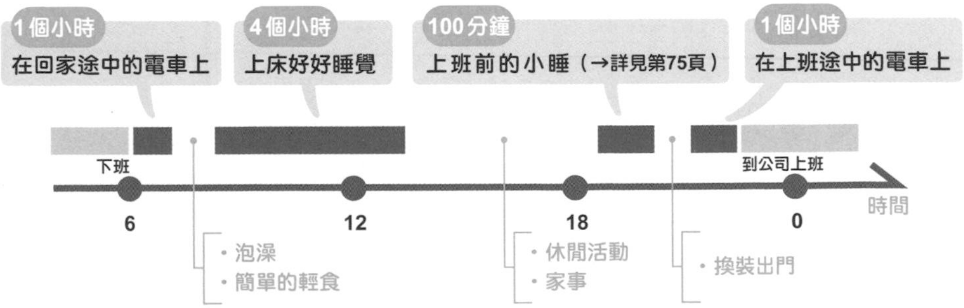
1個小時
在回家途中的電車上
4個小時
上床好好睡覺
100分鐘
上班前的小睡（→詳見第75頁）
1個小時
在上班途中的電車上
下班
到公司上班
6
12
18
0
時間
・泡澡
・簡單的輕食
・休閒活動
・家事
・換裝出門

**找出符合自身情況的多階段睡眠方式，增加神清氣爽的清醒時間！
不過這種方式並非每個人都適合，因此在實行上要特別注意。**

53

煩惱 焦慮到睡不著

認知行為療法是最新的睡眠改善法

改善遠離舒適睡眠的「認知」與「行為」

失眠有很大的原因是受到心理因素的影響，一旦開始意識到自己「睡不著」後，就會變得更加地睡不著。儘管如此，對於非不得已不想依賴安眠藥的人來說，也可以試試看**認知行為療法**。

所謂認知行為療法，是一種針對錯誤的思考方式（認知）或不良的生活習慣（行為）加以改善，讓不安焦慮的心情或負面情緒不要更加擴散的心理治療方式。

愈是對自己的失眠感到煩惱的人，就愈會在還睡不著的時候就上床準備睡覺，結果就一直感覺自己「睡不著」。等於是在自己沒有察覺的情況下，採取了遠離舒適睡眠的行為。

這一類的人通常在心理方面比較敏感，也就比較沒辦法迅速地轉換心情。

而如果能在專門治療師的指導下，學習有關睡眠的正確知識、深刻了解到正確觀念，就能逐漸找出改善行為模式的方法。而在改變認知與行為之後，就不會再把床鋪當作是「睡不著的痛苦場所」，而是「能夠安心酣睡的舒適空間」。

雖然認知行為療法不像藥物一樣可以立即產生效果，但卻不用擔心會有副作用或成癮性，是讓人可以放心的治療方式。不過目前日本的專門治療師人數不多，而且也不適用於保險給付，所以這種治療方式還尚未普及。

睡不著的時候，請下床離開床鋪

煩惱於失眠的人，很容易被「睡不著」「一定要睡著才行！」
等不安焦慮的情緒所掌控。

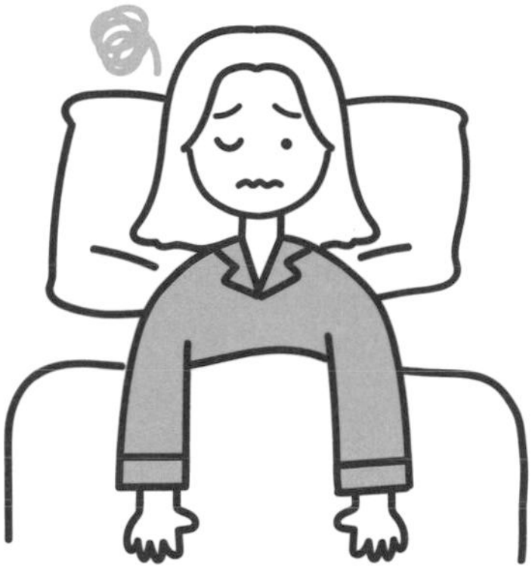

通常會在睡不著的情況下
長時間地待在床鋪上。

↓

無意之間把床鋪當作是
「睡不著的痛苦場所」，
結果光是上床就開始焦慮不安，
無法冷靜下來。

↓

失眠愈來愈嚴重……

改變讓自己焦慮與出現負面情緒的錯誤思考方式（認知）與不良習慣（行為）。

- 在覺得想睡之前不要上床。
- 如果躺了10分鐘還完全睡不著的話，先暫時離開臥房。
- 半夜醒來如果無法馬上睡著的話，先暫時下床離開床鋪。
- 不要在床上看書或吃東西，讓身體記住床鋪只是睡覺的地方。
- 白天不要午睡，養成到晚上才去睡覺的習慣。

↓

**床鋪會從「睡不著的痛苦場所」，
改變成「能夠安心酣睡的舒適空間」！**

●He J, Kryger MH, Zorick FJ, Conway W, Roth T. Mortality and apnea index in obstructive sleep apnea. Experience in 385 male patients. Chest 1988; 94（1）: 9-14.
●内山真（編集）. 睡眠障害の対応と治療ガイドライン 第3版 じほう; 2019.
●Givens ML, Malecki KC, Peppard PE, et al. Shiftwork, Sleep Habits, and Metabolic Disparities: Results from the Survey of the Health of Wisconsin. 2016;（2352-7218（Print））.
●Motomura Y, Kitamura S Fau - Oba K, Oba K Fau - Terasawa Y, et al. Sleep debt elicits negative emotional reaction through diminished amygdala-anterior cingulate functional connectivity. 2013;（1932-6203（Electronic））.
●Roffwarg HP, Muzio JN, Dement WC. Ontogenetic development of the human sleep-dream cycle. Science 1966; 152（3722）: 604-19.

第3章　今晚開始睡得香甜 提高「黃金九十分鐘」睡眠質量的祕訣

●西野精治. スタンフォード式 最高の睡眠: サンマーク出版; 2017.（既出）
●Lavie P. Ultrashort sleep-waking schedule. III. 'Gates' and 'forbidden zones' for sleep. Electroencephalogr Clin Neurophysiol 1986; 63（5）: 414-25.（既出）
●西野精治. 睡眠障害　現代の国民病を科学の力で克服する: 角川新書; 2020.（既出）
●Wertz AT, Ronda JM, Czeisler CA, Wright KP. Effects of sleep inertia on cognition. 2006;（1538-3598（Electronic））.
●Anegawa E, Kotorii N, Ishimaru Y, Okuro M, Sakai N, Nishino S. Chronic powder diet after weaning induces sleep, behavioral, neuroanatomical, and neurophysiological changes in mice. PLoS One 2015; 10（12）: e0143909.

第4章　史丹佛大學教你如何克服各種與睡眠相關的煩惱

●東原和成. 嗅覚の匂い受容メカニズム. Nippon Jibiinkoka Gakkai Kaiho 2015; 118（8）: 1072-5.
●西野精治. スタンフォード式 最高の睡眠: サンマーク出版; 2017.（既出）
●西野精治. 睡眠障害　現代の国民病を科学の力で克服する: 角川新書; 2020.（既出）
●Chiba S, Yagi T, Ozone M, et al. High rebound mattress toppers facilitate core body temperature drop and enhance deep sleep in the initial phase of nocturnal sleep. PLoS One 2018; 13（6）: e0197521.（既出）
●スタンフォード式最高の睡眠から生まれた「脳が眠る枕」. https://brain-sleep.com/news-info/215/.
●Kubitz KA, Dm L, Petruzzello SJ, Han M. The effects of acute and chronic exercise on sleep. A meta-analytic review. 1996;（0112-1642（Print））.
●Van Dongen HP, Dinges DF. Sleep, circadian rhythms, and psychomotor vigilance. Clin Sports Med 2005; 24（2）: 237-49, vii-viii.
●分割睡眠は危険すぎ!?　健康・寿命へのデメリットとは. https://studyhacker.net/divided-sleep.

主要參考文獻

第1章　忍不住想要告訴大家的睡眠新常識

- 西野精治，長田康孝．睡眠と免疫機構．アンチ・エイジング医学 2020; 16（3）: 38-43.
- 西野精治．スタンフォード式 最高の睡眠：サンマーク出版；2017.
- Why Sleep Matters: Quantifying the Economic Costs of Insufficient Sleep. https://www.rand.org/randeurope/research/projects/the-value-of-the-sleep-economy.html.
- Mah CD, Mah KE, Kezirian EJ, Dement WC. The effects of sleep extension on the athletic performance of collegiate basketball players. Sleep 2011; 34（7）: 943-50.
- Kripke DF, Garfinkel L, Wingard DL, Klauber MR, Marler MR. Mortality associated with sleep duration and insomnia. Arch Gen Psychiatry 2002; 59（2）: 131-6.
- 西野精治．「睡眠負債」の概念はどのようにして起こったか?．睡眠医療 2018; 12: 291-8.
- Saxena AD, George CF. Sleep and motor performance in on-call internal medicine residents. Sleep 2005; 28（11）: 1386-91.
- Lavie P. Ultrashort sleep-waking schedule. III. 'Gates' and 'forbidden zones' for sleep. Electroencephalogr Clin Neurophysiol 1986; 63（5）: 414-25.
- Chiba S, Yagi T, Ozone M, et al. High rebound mattress toppers facilitate core body temperature drop and enhance deep sleep in the initial phase of nocturnal sleep. PLoS One 2018; 13（6）: e0197521.
- 西野精治．睡眠障害　現代の国民病を科学の力で克服する：角川新書；2020.
- Stephan K, Dorow R. Circadian Core Body Temperature, Psychomotor Performance and Subjective Ratings of Fatigue in Morning and Evening 'Types'. Circadian Rhythms in the Central Nervous System Satellite Symposia of the IUPHAR 9th International Congress of Pharmacology London: Palgrave Macmillan; 1985.
- Späth-Schwalbe E, T S, Kern W, Fehm HL, Born J. Nocturnal adrenocorticotropin and cortisol secretion depends on sleep duration and decreases in association with spontaneous awakening in the morning. Clin Endocrinol Metab 1992; 75（6）: 1431-5.

第2章　目前已知的睡眠科學機制

- 西野精治．スタンフォード式 最高の睡眠：サンマーク出版；2017.（既出）
- Van Coevorden A, Mockel J, Laurent E, et al. Neuroendocrine rhythms and sleep in aging men. Am J Physiol 1991; 260: E651-61.
- 西野精治．睡眠障害　現代の国民病を科学の力で克服する：角川新書；2020.（既出）
- Iliff JJ, Wang M, Liao Y, et al. A paravascular pathway facilitates CSF flow through the brain parenchyma and the clearance of interstitial solutes, including amyloid beta. Sci Transl Med 2012; 4（147）: 147ra11.
- Kang JE, Lim MM, Bateman RJ, et al. Amyloid-β dynamics are regulated by orexin and the sleep-wake cycle. Science 2009; 326（5955）: 1005-7.
- 西野精治．「睡眠負債」の概念はどのようにして起こったか?．睡眠医療 2018; 12: 291-8.（既出）
- ラッセル・G・フォスター，レオン・クライツマン．体内時計のミステリー 最新科学が明かす睡眠・肥満・季節適応：大修館書店；2020.

國家圖書館出版品預行編目資料

睡眠新常識：忍不住要告訴你的最新睡眠改善法，史丹佛教授教你科學新機制！／西野精治著；高慧芳譯. — 初版. — 臺中市：晨星出版有限公司，2022.07
面；公分. —（知的！；199）
譯自：眠れなくなるほど面白い 図解 睡眠の話
ISBN 978-626-320-136-1（平裝）

1.CST: 睡眠 2.CST: 健康法

411.77　　111006697

知的！199

睡眠新常識
忍不住要告訴你的最新睡眠改善法，史丹佛教授教你科學新機制！
眠れなくなるほど面白い 図解 睡眠の話

作者　西野精治
內文插畫　OFFICE SHIBACHAN
內文圖版　田中小百合（osuzudesign）
譯者　高慧芳
編輯　吳雨書
封面設計　ivy_design
美術設計　曾麗香

創辦人　陳銘民
發行所　晨星出版有限公司
407台中市西屯區工業30路1號1樓
TEL：（04）23595820
FAX：（04）23550581
http://star.morningstar.com.tw
行政院新聞局局版台業字第2500號
法律顧問　陳思成律師
初版　西元2022年7月15日　初版1刷

讀者服務專線　TEL：（02）23672044／（04）23595819#212
讀者傳真專線　FAX：（02）23635741／（04）23595493
讀者專用信箱　service @morningstar.com.tw
網路書店　http://www.morningstar.com.tw
郵政劃撥　15060393（知己圖書股份有限公司）

印刷　上好印刷股份有限公司

掃描QR code填回函，成爲晨星網路書店會員，即送「晨星網路書店Ecoupon優惠券」一張，同時享有購書優惠。

定價350元

ISBN 978-626-320-136-1